杭州万向职业技术学院"健康与康复专业群"系列规划丛书

浙江省社会科学界联合会研究课题成果（2018B46）

杭州市哲学社会科学规划常规性课题成果（Z19YD006）

CHANGJIAN LAONIAN JIBING DE GUANLI YU KANGFU

常见老年疾病的管理与康复

林允照 主编

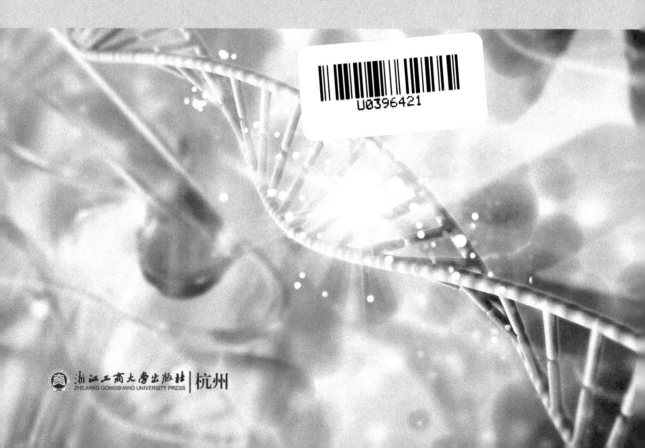

浙江工商大学出版社 杭州
ZHEJIANG GONGSHANG UNIVERSITY PRESS

图书在版编目(CIP)数据

常见老年疾病的管理与康复 / 林允照主编. —杭州：
浙江工商大学出版社，2019.1(2021.7重印)

ISBN 978-7-5178-3064-1

Ⅰ. ①常… Ⅱ. ①林… Ⅲ. ①老年病－诊疗②老年病
－康复 Ⅳ. ①R592

中国版本图书馆 CIP 数据核字(2018)第 273748 号

常见老年疾病的管理与康复
CHANGJIAN LAONIAN JIBING DE GUANLI YU KANGFU

林允照　主编

责任编辑	沈敏丽
封面设计	林朦朦
责任校对	张春琴
责任印制	包建辉
出版发行	浙江工商大学出版社
	（杭州市教工路 198 号　邮政编码 310012）
	（E-mail:zjgsupress@163.com）
	（网址:http://www.zjgsupress.com）
	电话:0571-88904980,88831806(传真)
排　　版	杭州朝曦图文设计有限公司
印　　刷	广东虎彩云印刷有限公司绍兴分公司
开　　本	787mm×1092mm　1/16
印　　张	11.5
字　　数	273 千
版印次	2019 年 1 月第 1 版　2021 年 7 月第 3 次印刷
书　　号	ISBN 978-7-5178-3064-1
定　　价	36.00 元

编委会名单

主　　编：林允照

编　　委：张海松（杭州万向职业技术学院）

　　　　　章　　政（杭州万向职业技术学院）

　　　　　刘　　威（杭州万向职业技术学院）

　　　　　蓝雪芬（丽水学院）

　　　　　沈　　健（杭州医学院）

　　　　　冯　　磊（浙江大学）

　　　　　李显文（杭州医学院）

　　　　　谢浩煌（温州医科大学）

　　　　　刘晓红（台州学院）

　　　　　薛纪威（沈阳建筑大学）

　　　　　薛纪力（同济大学浙江学院）

前　　言

杭州市民政局公布的《杭州市 2017 年老龄事业统计公报》显示，截至 2017 年底，杭州市按户籍人口统计出 60 岁及以上老年人口 167.18 万人，占总人口数的 22.16％，比上年增加 8.05 万人，增长 5.06％。其中，百岁老人数量达到 410 人。据统计，杭州老龄化趋势呈现三大特点：人口老龄化发展迅速，人口高龄化趋势明显，失能、半失能老年人口比重加大。在人口老龄化方面，2011 年底至 2017 年底的 6 年间，杭州市 60 岁以上老年人增长 44.99 万人，由 2011 年底的 122.19 万人，增长到 2017 年底的 167.18 万人。老年人口占总人口的比例由 2011 年底的 17.53％提高到 2017 年底的 22.16％。在老龄化发展迅速的背景下，人口高龄化趋势也日益明显。据统计，杭州市 80 岁以上老年人口总数由 2011 年底 19.07 万人，增长到 2017 年底的 26.97 万人，6 年间，80 岁以上高龄老人增长 7.90 万人，占比提高 0.52 个百分点。同时，迅速增长的老年人口催生了大量失能和半失能老人，截至 2017 年底，杭州市失能老人 2.92 万人，半失能老人 6.42 万人，分别占老年人口的 1.75％和 3.84％。这类群体对自身所享受到的健康管理与康复护理提出了更高的要求，也意味着杭州市将有大量老年人群需要获得专业化的健康管理与康复护理，以提高其生存质量。其不仅要"老有所依""老有所养"，而且有提高自身生活质量的内在诉求。《常见老年疾病的管理与康复》作为一门新兴学科，除一般基础护理内容外，还应用各种专门的护理技术，训练老年患者进行机能恢复，改善个体躯体功能。这是提高老年患者生活自理能力和生活质量的重要途径和基本手段。

2017 年 10 月，习近平总书记在党的第十九次全国代表大会上明确提出加快老龄事业和产业发展，构建养老、孝老、敬老政策体系和社会环境。2017 年 2 月，《"十三五"国家老龄事业发展和养老体系建设规划》提出要提升养老机构服务质量，尤其需要高素质技能型人才。然而目前，我国开设老年服务与管理专业的高等院校尚少，在课程设置方面尚处于探索阶段。笔者在分析了我国老年服务与管理专业人才需求的基础上，对高校老年服务与管理专业课程和香港东华学院应用老年学(荣誉)理学士课程进行比较，并结合杭州万向职业技术学院的国际化办学定位，提出编写适合本校学生学情的老年服务与管理专业教材的初衷。

另外，对本校目前现有的专业进行资源整合后发现，建设"健康与康复专业群"是杭州万向职业技术学院在境外专家指导下，经过多年调研论证做出的战略选择，符合中国国情特别是符合杭州、浙江乃至长三角地区市场需求的发展方向，且该计划早已纳入学院五年发展规划。目前学院已有老年服务与管理、康复工程技术、绿色食品生产与检验等专业,以及正在向浙江省卫计委、浙江省教育厅申报的护理专业(康复护理方向)。学院自 2015 年始着手筹建"健康与康复专业群"。在深入市场调研的基础上剖析现有专业结构,通过上游生态健康农业、中游食品安全健康,最后聚焦下游人群健康管理与康复服务,实现全过程生态环境健康,最终形成生态与健康产业圈的整体闭环。学院现已设有省内民办院校中唯一保留的涉农专业——绿色食品生产与检验专业;康复工程技术专业于 2015 年 9 月开始首批招生,基本维持在每年 90 名生源的招生力度;老年服务与管理专业于 2018 年 9 月开始首批招生,生源数维持在 50 名左右。初步打通上、中、下游生态与健康产业圈。老年服务与管理专业是下游人群健康管理与康复服务必不可少的一环,对其的筹建符合学院"健康与康复专业群"的发展规划,有利于上、中、下游生态与健康产业圈的进一步融会贯通。健康与康复人才的培养有赖于学校课程教育的质量。因此,笔者在对本校"健康与康复专业群"课程进行较为系统、深入的思考和设置的基础上,提出了编写"杭州万向职业技术学院健康与康复专业群"丛书的规划,以满足我校学生的培养需求。本书对健康与康复人才的课程设置进行了充分思考,并按照一种新的结构、新的体例进行编写,具有以下几个特点。

首先,本书遵循既要继承传统,又要有创新意识的原则,无金科玉律,不循规蹈矩。这不仅体现在编排格式和写作风格上,还体现在介绍各种传统的重要学术观点和更新最新动态方面,以及体现在适当介绍作者个人的学术观点和重要发现方面。传统是发展的根基,既往编写者多是养老及康复领域的专家或是该领域顶尖的研究者,他们的研究成果和学术观点正是我们前进的基石。

其次,本书的编写注重专业知识和技能的应用。由于高校与劳动力市场、整个社会的联系越来越紧密,教材的编写必须充分考虑养老机构、养老公司、老年消费者对专业人才培养质量提出的要求。当前国内养老产业对人才的需求已不限于传统的老年人生活照顾和卫生护理方面,其内涵还包括对现代化和信息化操作环境的适应,具备综合运营与管理能力,掌握养老护理、社会学、心理学、营养学、康复医学等多方面的知识和技能。

再者,本书还强调专业情感价值的培养。由于健康与康复产业是一项专业性很强的社会工作,专业人才需要具备较高的专业情感价值。对于以年轻人为主体力量的健康与康复产业的专业人才来说,建立具有人文关怀的职业道德和热情主动的服务意识,通晓拉近其与老年群体心理距离的方法,以及愿意投身养老与康复事业显得尤为重要。良好、有效的沟通能力,可以帮助学生融入老年人的生活,本书的编写就融入了这方面内容。

最后,本书的编写具有前瞻性和动态发展性。健康与康复产业是一项朝阳产业,健康与康复人才的培养也应随着时代的发展而变化。从这个意义上说,本书的编写必须在社会的检验中得到验证和提高。因此,笔者在本书编写之初就考虑了内容的动态性和开放性,不仅整合了当前社会对健康与康复人才的需求,还融入了对未来发展需求的介绍。

对任何新生事物的评价犹如一把双刃剑,本书在内容编排等很多方面都做了新的尝试,

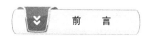

加之编写人员学识和水平有限,本书虽经一年推敲和修订,但一定还有很多不足之处,敬请专家和读者不吝赐教,以不断提高本书质量,以期达到科学性和实用性兼具的目的。另外,也希望本书能触发同行讨论,加强国内对健康与康复人才的培养,并催生中国适老化人才培养研究和介入策略。我相信,开放的交流与对话能启发更多创新的观点。

　　本书是杭州市哲学社会科学规划常规性课题(Z19YD006)和浙江省社会科学界联合会研究课题(2018B46)的成果,在编写过程中,得到了杭州万向职业技术学院领导的大力支持,在此表达诚挚的谢意!

2019 年 1 月

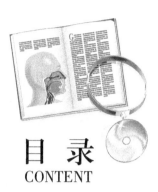

目 录
CONTENT

◆学习单元一　循环系统常见病的管理与康复

学习目标

◎知识目标：
①了解老年循环系统常见病的病因及发病机制。
②掌握老年循环系统常见病的临床表现、并发症、照护与康复知识。
③了解老年循环系统常见病的治疗原则，能够正确指导患病老年人用药。

◎能力目标：
①能够做好预防老年循环系统常见病的工作。
②能够对老年人群开展循环系统常见病的健康指导工作。
③能够依照病情进展选择最科学、合理的照护手段并正确实施。
④能够对患有循环系统常见病的老年人群拟订合理的照护及康复策略。
⑤培养尊重、关怀患病老年人群的职业素质和团队协作精神。

➡ 总　述 ⬅

　　循环系统囊括血管、心脏。循环系统的主要生理功能是为全身组织器官输送血液，并以血液为媒介，将营养成分、氧气和激素等输送至全身各组织，并将组织代谢所产生的废物排出体外，从而保证机体开展正常的新陈代谢。血管内皮细胞和心肌细胞能分泌出内皮肽和心房钠尿肽、内皮细胞舒血管因子等活性成分，表明循环系统具有内分泌功能。心肌细胞具有受体和信号传导系统，这在心血管功能调节方面具有重要的生理作用。

　　循环系统疾病涉及血管病和心脏病，总称为心血管系统疾病。世界卫生组织（WHO）曾指出，心血管疾病的死亡率最高，是当今世界对人类健康造成威胁的重大疾病。其病因分布包括先天性因素和后天性因素。先天性因素主要是心脏大血管先天发育异常。后天性因素导致的心血管疾病包括动脉粥样硬化、风湿性心脏病、原发性高血压、肺源性心脏病、感染性心脏病、内分泌性心脏病、血液病性心脏病、营养代谢性心脏病、心脏神经症和其他药物、理化等因素引起的心脏病。

　　循环系统的常见躯体症状涉及发绀、呼吸困难、咳嗽、咯血、胸痛、心悸、少尿、水肿、头痛、头晕或眩晕、晕厥和抽搐、上腹胀痛、恶心、呕吐、声音嘶哑等。检查除了一般的实验室理

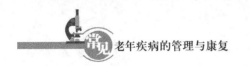

化检查外,非侵入性检查主要是心电图,而侵入性检查主要是心血管造影。针对循环系统疾病的治疗手段包括寻找病因、解剖病变、病理生理的治疗,此外,还涉及康复治疗。

人体的循环系统一般从 30 岁开始发生老化。首先心脏的重量会随着年龄增长而增加,30 岁时为 240 g,之后平均每年增加 1.0～1.5 g,60 岁时可增加至 285 g;左心室壁也随着年龄增长而增厚,动脉内膜厚度 40 岁时为 0.25 mm,70 岁时可增至 0.5 mm。老年人循环系统疾病的发生率有逐年升高的态势,这也是老年人群发生死亡和致残的主要原因。

予单元一 高血压病的管理与康复

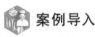 案例导入

▲**患者**:男性,74 岁。

▲**现病史**:曾在 10 多年前一次争吵后出现头痛、头晕、恶心等躯体不适表现,在不同日多次测量血压发现均高于正常值,经诊断确诊为高血压病,间断服用复方降压片行降血压治疗,血压控制效果不佳,血压最高达 200/110 mmHg。每次在情绪激动或劳累后均会出现血压骤升的情况。1 周前,患者因过度劳累出现头痛、头晕加重,表现出恶心、乏力等不适感,走路不稳,且伴有失眠、心悸、胸闷等症状。予以服用复方降压片后,症状未改善。

▲**既往史**:高脂血症 10 余年。饮酒史 10 余年,每日饮用 2 瓶啤酒或 4 两白酒。否认存在药物过敏史。

▲**主诉**:反复出现头痛、头晕达 10 余年,症状加重 1 周。

▲**体格检查**:体温(T)36.5 ℃,呼吸频率(R)17 次/min,脉搏(P)80 次/min,血压(BP)185/100 mmHg。

心电图检查:左心室高电压,窦性心律,继发性 ST-T 异常。

X 线检查:动脉粥样硬化,主动脉型心脏病。

▲**任务**:①针对上述资料,为该名老年患者拟订照护策略。

②为该名老年患者及其家属拟订具体的健康指导方案。

▲**任务描述**:

高血压病是影响个体生命健康安全的常见病,是中老年高发疾病。2002 年全国居民营养和健康状况调查资料表明,我国成年人高血压发病率高达 20% 左右,而中老年人的患病率则高达 40% 左右。对心脑血管意外事件的相关危险因素进行分析,发现吸烟、高血压、高胆固醇血症位居前 3 位。所以,重视老年群体的健康状况,高血压的预防是必不可少的工作,这就需要我们全方位了解高血压的诱发因素,掌握高血压的临床表现、并发症,了解高血压的治疗目的和治疗策略,能够为高血压患者拟订科学和合理的照护策略,进而为高血压患者的健康教育提供指导。

▲**任务实施**:

①将每 5 人视为一个小组,全班开展讨论。

②以小组为单位,对老年高血压疾病的管理与康复相关知识进行自学,并对案例内容进行讨论及分析。

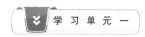

③各小组派出代表,将各自的自学、讨论结果进行展示。

▲**任务总结:**

①教师对各小组讨论结果进行点评及分析。

②教师对任务描述中的相关内容进行总结。

 知识链接

　　高血压病是一种慢性疾病,是指以体循环动脉压增高为主要表现的临床综合征。发病年龄大多介于 30 岁至 60 岁之间,30 岁以后,发病率呈现出攀升态势,40 岁以后发病率快速上升,将近 80% 的患者是在 40 岁以后发病的。高血压定义为一般收缩压≥140 mmHg 和(或)舒张压≥90 mmHg。高血压包括原发性高血压(高血压病)和继发性高血压,人们常说的高血压多指原发性高血压,即病因不明的一类高血压病,约占高血压患者的 95%。高血压病是最常见的心血管疾病,属于现代文明病,近年来患病率持续上升且发病者逐年年轻化,常引起严重的心、脑、肾等器官并发症,是造成成年人残疾和死亡的重要原因。早期发现和治疗可以控制高血压的发展,降低病死率。

一、发病因素

　　目前,高血压病的发病原因尚未明确,但有研究指出,下列原因与高血压病的发生有所关联。

　　(一)年龄、性别因素

　　伴随着个体年龄的增长,高血压病的发病率呈现攀升趋势。因为年龄增长会引起动脉管壁硬化,导致血管壁弹性减弱,进而引起血压骤升。女性在绝经期前的发病率较男性低,但是,绝经期后的发病率升高,且较男性高。

　　(二)遗传因素

　　有研究指出,高血压病有家族遗传倾向:父母为高血压者,其子女高血压的发病率为 45%;父母血压正常者,其子女高血压的发病率为 40%。

　　(三)高脂血症

　　由于血液中存在较多血脂,而血脂会蓄积于动脉管壁,引起动脉粥样硬化,导致血管壁弹性下降,血压骤升。

　　(四)精神疲劳、紧张

　　若个体长期受到负面情绪刺激,或处于紧张、疲劳状态,无法获得充足的休息,则大脑皮质的兴奋和抑制过程失调,引起全身小动脉痉挛收缩,从而导致外周血管阻力上升,血压骤升。所以,脑力劳动者的发病率较体力劳动者高。

　　(五)过于肥胖

　　患者经常吃得太饱或摄盐量过多,大量吸烟,嗜酒,均会使动脉血压升高。

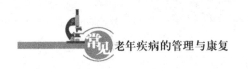

（六）某些疾病

如肾脏疾病（肾小球性肾炎）、内分泌疾病（甲亢、嗜铬细胞瘤、糖尿病）、神经系统疾病（脑肿瘤）、心血管疾病（冠心病、主动脉狭窄）等，这些疾病均会引发继发性高血压。

二、临床表现

（一）分级

目前针对高血压的分级标准采取 1999 年由世界卫生组织发布的《国际高血压学会（ISH）高血压治疗指南》，对 18 岁以上的成人血压进行不同水平的划分。见表 1-1。

表 1-1　血压水平的定义和分类（WHO/ISH）

类别	收缩压/mmHg	舒张压/mmHg
正常血压	<120	<80
正常高值	120～139	80～89
高血压		
Ⅰ级高血压（"轻度"）	140～159	90～99
Ⅱ级高血压（"中度"）	160～179	100～109
Ⅲ级高血压（"重度"）	≥180	≥110
单纯收缩期高血压	≥140	<90

当患者收缩压和舒张压属于不同级别时，应按照两者中较高的级别分类；患者既往有高血压史，目前正服用抗高血压药物，血压虽已低于 140/90 mmHg，亦应诊断为高血压。

（二）临床表现

高血压病的病程较为缓慢，一般初患高血压，只有血压超出正常范围，多无明显自觉症状，有些可在精神紧张、情绪波动后出现血压暂时性升高，去除诱因后常恢复正常。平素仅有头晕、四肢无力、形神倦怠、失眠心悸等。随着病情的发展可见精神烦躁、头晕眼花、头痛耳鸣、心悸、面色苍白。严重时，表现为面红目赤、肢体麻木、头部胀痛剧烈、疲乏无力、恶心呕吐、焦虑烦躁、记忆力减退、注意力不能集中等。随着病程的进展，血压持久升高，会损害心、脑、肾等重要器官，出现相应的并发症。

（三）并发症

随着病情的进展，血压持续增高，可导致心、脑、肾等靶器官损害。

1. 心

血压长期升高会导致左心室负荷过重，左心室肥厚、扩大，形成高血压性心脏病。心界向左下扩大，心尖波动呈抬举性，主动脉瓣区第二心音亢进，心尖部闻及收缩期吹风样杂音，最终导致左心衰竭。合并冠心病者可出现心绞痛、心肌梗死。

2. 脑

包括脑出血、脑血栓形成、腔隙性脑梗死、短暂性脑缺血发作等，出现头痛、头胀、头晕、失语、肢体瘫痪甚至意识障碍等。

3. 肾

长期血压升高导致肾功能减退,出现多尿、夜尿增多、蛋白尿、渗尿等,晚期出现氮质血症及尿毒症。

4. 眼

根据高血压严重程度可分为四级。Ⅰ级:视网膜动脉痉挛、变细、反光增强。Ⅱ级:视网膜动脉狭窄,动脉交叉压迫。Ⅲ级:在上述血管病变的基础上发生眼底出血、有棉絮状物渗出。Ⅳ级:出血或渗出伴视神经盘水肿。

5. 血管

除心、脑、肾血管病变外,严重高血压可使主动脉夹层形成并破裂,这是猝死的原因之一。

(四)高血压急症

这是指短期内血压急剧增高,伴有心、肾、脑等重要脏器损害的危急状态。

1. 高血压危象

因紧张、寒冷、疲劳、突然停服降压药等诱因引起血压突然升高,以收缩压升高为主,可达 260 mmHg 以上,患者出现头痛、烦躁、心悸、多汗、恶心、呕吐、面色苍白或潮红、视力模糊等严重症状。靶器官损害者可出现心绞痛、肺水肿、高血压脑病。

2. 高血压脑病

血压升高引起急性脑血液循环障碍,导致脑水肿和颅内压升高,患者可出现剧烈头痛、呕吐、神志改变,重者抽搐、癫痫样发作甚至昏迷。其发病机制可能为血压过高,超过脑血管的自身调整机制,使脑灌注过度,出现脑水肿。

3. 恶性或急进型高血压

发病急骤,多见于中青年;血压明显增高,舒张压≥130 mmHg;头痛、视力模糊、眼底出血、视乳头水肿;肾损害突出,持续蛋白尿、血尿与管型尿。病情进展迅速,如不及时进行有效的降压治疗,预后很差,病人常死于肾衰竭、脑卒中或心力衰竭。

(五)老年人高血压特点

(1)老年人大动脉弹性较差,收缩压升高较多。

(2)老年人高血压并发症多。主要因为老年人高血压病程较长,生理老化特点等伴随的疾病较多。

(3)病死率高,以脑卒中多见,其次为心肌梗死、心力衰竭、肾衰竭。

(4)血压波动较大,尤其在降压治疗过程中容易发生体位性低血压,这主要因为老年人压力感受器调整血压的敏感性减退。

(5)容易发生心力衰竭,由于以收缩压升高为主,可加重左心室后负荷和心脏做功。

三、治疗原则

(一)治疗目的

高血压病的治疗不以降低血压为唯一目标,还要考虑心脏、肾与血管保护等问题。老年

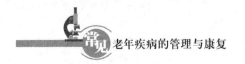

人高血压治疗的目的是降低外周血管阻力,提高心排血量,保护肾功能,同时避免晕倒等压力反射和肾上腺素能受体反应低下的危险。

(二)治疗原则

治疗时提倡个性化,治疗方式因人而异;要缓慢降压,严密观察疗效与不良反应;重视靶器官保护;重视生活质量;强调非药物治疗;用药时提倡联合用药,力求用最小剂量;可增强药物疗效,减轻不良反应。有效的治疗必须使血压降至正常范围内,目前主张高血压患者血压应降到 140/90 mmHg 以下,对于高血压合并糖尿病或慢性肾病的患者,应降到 130/80 mmHg 以下。老年收缩期高血压应使收缩压降至 140～150 mmHg,舒张压低于 90 mmHg但不低于 65～70 mmHg。

(三)非药物治疗

目前,非药物治疗已成为轻型高血压患者的首选治疗方案,以及高血压治疗的基础方案。如果对患者的饮食加以控制,指导其减肥以控制体重,戒烟限酒,鼓励其开展适当运动及保持良好的情绪状态,对病情的改善均有一定帮助。

(四)药物治疗

对于原发性高血压和中重度高血压患者来说,应始终遵守长期服药的原则。药物治疗的原则应从小剂量开始,之后逐步向大剂量方向递增,当血压达到预期水平后再予以长期降压维持治疗。推荐的给药剂量应尽可能减少血压波动,使心脑血管事件的发生率降低,减轻药物对人体靶器官的损害,且能进一步提高患者服药的依从性。联合给药的目的在于协同提高不同药物的疗效,降低毒副反应的发生率,目前临床上比较理想的两种降压药物联合方案包括如下几类:β受体阻滞剂和利尿剂;利尿剂和血管紧张素转换酶抑制剂(ACEI)或血管紧张素Ⅱ受体拮抗剂(ARB);钙通道阻滞剂与 ACEI 或 ARB;二氢吡啶类钙通道阻滞剂与 β受体阻滞剂。4 种降压药物联合应用方案除了有禁忌证外必须包含利尿剂。在选择降压药物和治疗方案时,应对患者的个体状况进行评估,以保证用药的个性化。主要的降压药物通常包含如下几类。

1. 利尿剂

噻嗪类药物的应用较为普遍,近年来常被用作轻度高血压的基础治疗药物。噻嗪类药物的价格低廉,具有一定的降压效果,但是,会引起多种毒副反应,比如失钾、失镁、失锌,血尿酸、血钙、血胆固醇增高,糖耐量降低和低钠血症,等等,随着给药剂量的增多及给药时间的延长,上述不良反应的发生率逐渐增高。因此,宜遵循小剂量给药的原则。

2. 钙通道阻滞剂

钙通道阻滞剂可作为治疗老年人高血压的一线药物。此药能够降低周围血管阻力,改善血流动力学变化;有抗血小板聚焦,抗心律失常,防止动脉粥样硬化斑块的形成,节约心肌对三磷腺苷的利用等作用;有防止钙超负荷,保护血管内膜,改善心肌供氧的作用,适用于高血压有心脏并发症者。服用钙通道阻滞剂时,应注意患者是否出现面部潮红、眩晕、头痛、心悸等躯体不适症状,并对患者的血压和心率值进行监测。

3. 血管紧张素转换酶抑制剂(ACEI)

ACEI 具有扩张血管的药理作用,能有效改善老年患者的高血压症状。ARB 的药理作用与 ACEI 类似。

4. β 受体阻滞剂

该药能降低机体的心排血量,能明显降低人体处于卧位和立位状态时的血压,并能改善心绞痛症状。

四、照护措施

(一)生活照护

1. 合理膳食

高血压患者在膳食搭配方面应尽可能选择低盐、低脂肪、低胆固醇、高维生素、高钙、高钾饮食。合理的膳食原则是在限制总热量的前提下保持营养均衡,即碳水化合物占总能量的 60%～70%,蛋白质占 10%～15%,脂肪占 20%～25%。多食用蔬菜和水果,补充适量的蛋白质,少食多餐,避免过饱,戒除烟酒,避免饮用刺激性饮料。

2. 适当运动

运动能对人体的心血管适应状况进行调节,使血压趋于稳定。较佳的运动模式是低等或中等强度的有氧运动,根据患者的生理机能状况和年龄来选择步行、游泳、慢跑,每周运动 3～5 次,每次运动时间控制在半小时内为宜。

3. 保持胃肠道畅通

若患者出现便秘,则将引起排便困难,使腹内压增高,诱发人体血压骤升,甚至可引发脑血管事件(脑卒中)。所以,应指导患者每日多饮水,避免大便干燥,且帮助其养成每日定时排便的良好习惯。

4. 冬季要保暖

患者在冬季外出活动时,应注意保暖,避免血压受冷空气的刺激而升高,也要避免在嘈杂的环境中停留过久。

5. 注意安全

对患者外出活动的范围进行监管,清除活动范围内的障碍物,保持地面清爽干燥,在厕所处设置扶手;当患者洗澡时,水温不宜过高,以免人体出现血压骤升的情况;要保证浴室处于通风状态;对于意识不清患者,应加用床档以防止患者坠落;当患者出现抽搐时,应将牙垫置于患者的上磨牙和下磨牙之间以防止口唇被咬伤。另外,还需对患者的口腔及皮肤进行强化管理,避免压疮及口腔溃疡事件的发生。

(二)医学护理

1. 坚持长期、系统、合理治疗

当患者出现高血压时,患者不能自行服用降血压药物,亦不能随意听信偏方而服用药物,须与医生保持联系,遵从医嘱服药。当医生为患者拟定切实可行的个性化给药方案后,患者应长期服用药物,不可中断,以免出现血压不稳的情况。应为患者准备好血压计或血压表,让其每日监测血压值,并做好记录,以动态观察血压变化,并在复查时,将记录数据告知医生以调整给药剂量和次数。

2. 体位性低血压预防和处理

服药的患者容易出现体位性低血压,应指导患者避免长时间站立,尤其在服药后最初几

小时。服药后应卧床休息一段时间再下床活动。患者起床或改变体位、姿势时动作要缓慢，尤其从卧位变为坐位或站立位，使身体逐渐适应变换体位的要求，避免动作过快引起体位性低血压，导致头晕、缺氧等现象。例如，可指导患者先从平卧位转为坐位并保持 1～2 min，再由坐位到站位且保持 1～2 min，然后再行走。有专家建议高血压患者做到"3 个 30 min"（早饭后散步 30 min，中午午睡 30 min，晚饭后散步 30 min）和"3 个 30 s"（夜间起来做到：醒后 30 s 坐起，坐起 30 s 后将双脚移到床下，双足踏实再停 30 s 后方可行走），这很值得老年患者借鉴。一旦发生体位性低血压，应平卧，头低脚高位，以促进下肢血液回流。

3. 病情观察

注意观察病情变化，若患者出现心悸、气短、夜间阵发性咳嗽、无法平卧等，则表明患者出现心力衰竭。如果患者出现血压快速升高，剧烈头痛、头晕、恶心、呕吐、烦躁不安、视力模糊、肢体麻木、意识障碍、失语、抽搐、瞳孔改变等情况，则说明患者出现高血压急症或脑血管意外，应立即送往医院救治。

4. 用药护理

遵照医嘱为患者做好药物管理，指导其科学服用降压药，动态监测血压以了解病情变化，观察药物所致的毒副作用。若患者服用钙离子拮抗剂（如硝苯地平），则可能出现面色潮红、头痛、下肢浮肿等症状；若患者服用地尔硫卓，则可引发心动过缓和负性肌力作用；β受体阻滞剂可引起心动过缓；对于冠心病患者，若突然停服降压药，则可诱发心绞痛和心肌梗死；ACEI 会引起患者出现刺激性干咳；利尿剂会引起电解质紊乱。服用相应药物时，应注意药物的不良反应，并做好对症处理。

告知患者长期服用药物的必要性，当服用降压药使血压降至预期水平后，应继续服用维持量，从而保证血压处于相对平稳水平，对无症状者更应强调坚持用药的重要性：不能擅自突然停止服用药物，经治疗血压得到满意控制后，须减少给药剂量，切不可突然停止用药，否则可引起血压骤然升高。

(三)健康指导

1. 宣教、普及高血压知识

向患者及其家属介绍高血压病相关知识及危害性，解释诱发高血压病的生物、心理、社会因素，使患者及其家属能重视高血压病，了解控制血压的重要性及终身治疗的必要性。指导患者及其家属正确测量血压的方法，让患者自行做好心理调适，避免出现情绪波动，从而加重症状。家属应给予患者充分的精神慰藉、理解和宽容。

2. 保持生活作息规律

规律的生活方式，有利于保持血压平稳，所以，在为高血压患者提供康复照护服务时，应尽可能帮助患者拟订切实可行的生活程序表，督导患者自觉执行，并要求其做到如下几方面。

(1)作息要定时：早睡早起，生活规律，有利于保持血压稳定。

(2)活动要规律：活动应定时，注意活动量和活动方式要适度及相对固定。

(3)睡眠要充足：指导患者保持充足的睡眠，这有利于患者血压水平的稳定。对于失眠的高血压患者，应指导其睡前坚持进行腹式呼吸，使精神得以放松，利于入睡。

(4)三餐要节制：做到"食欲有节"。

(5)服药应按时:应遵照医嘱按时、按量服药,做到定时、规律,且需长期坚持。

(6)测量时间要固定:按时测量血压并做好记录,以便对自身血压有所了解。

(7)劳逸结合:应避免患者过于疲累,在完成一定量体力活动后,应注意充分休息;对于脑力劳动过度者,则需保持精神放松。

(8)出差、访友时,应保证规律的生活节奏,及时观察血压变化。

(四)心理照护

高血压的病情具有病程周期长、反复发作及治疗见效慢的特点,这使得患者长期备受疾病困扰与折磨,有时还会诱发其情绪不稳,进而引起血压增高。因此,护理人员要做好心理安抚工作,帮助患者调节负面情绪,使其以平和的心境面对疾病,并与疾病做顽强抗争,提高战胜疾病的信心。护理人员在为患者开展护理操作时,应注意自身态度亲切、和蔼,并做到细致周到,避免因言语举止不当而引起的"负效应"。应深入了解患者存在的各种思想顾虑,注意观察患者思想情绪、精神状态,有针对性地进行心理疏导。向患者说明精神因素与本病形成的关系,鼓励患者开朗、乐观。根据患者的性格特点,提出改变不良心态和生活习惯的方法,指导患者训练自我控制的能力,使其保持良好的心理状态,提高战胜疾病的信心,鼓励患者经常参加文娱活动,听听音乐,陶冶情操。

五、预防及康复

(一)膳食管理

老年人要做到饮食有节,以素食为主,少食多餐。要避免高热量、高脂肪、高胆固醇、高盐饮食。应做到如下几方面:

1. 限制钠盐摄入

让患者坚持长期低盐饮食。一般以中度限制钠盐摄入为宜,每日摄入食盐总量不超过6 g,正常成人每日对盐分的需求量仅为3 g,然而我国成人每日实际摄入食盐量达7~20 g,这已远远超过生理需要量。

2. 增加钾盐摄入

非药物治疗是药物治疗的基础,多吃新鲜的水果、蔬菜、豆类、瘦肉等食物,比如西红柿、芥菜、香蕉、金针菇等。

3. 减轻体重

高血压病发病率与肥胖呈正相关,肥胖是导致患者出现血压骤升的危险因子,减肥能使血压明显下降。肥胖的原因主要涉及如下几方面:吃得多、运动少、精神因素、遗传因素和内分泌失调。其中,暴饮暴食是导致肥胖的主要原因,应调整一日三餐的摄入量,遵守"早吃好、午吃饱、晚吃少"的原则,晚餐应以八分饱为宜,饮食管理应以低糖、低脂、低胆固醇、低热量为宜,以控制体重和总热量的摄入,进而减少脂肪的摄入量。补充适量蛋白质,比如鱼类、蛋类等。

4. 减少饮酒量或戒除烟酒

饮酒已经被确认为高血压病的致病因素,血压与每日的饮酒量密切相关。对于具有高血压病危险因素的人群来说,应坚决戒酒。吸烟同样也是高血压病的致病因素,所以,也要

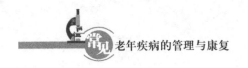

同步戒烟。

5. 预防便秘

增加粗纤维食物的摄入量,因为患者用力排便会引起收缩压升高,甚至会引起脑血管破裂。

(二)劳逸结合,适当锻炼

中老年人应注意协调好工作与休息之间的关系,按时休息,保证充足的睡眠,每天的睡眠时间不应少于 7 h。鼓励患者适当运动,增强体质,不要长期静坐或卧床休息,特别是从事脑力劳动者也应参加一定的体力劳动,使肌肉血管得以舒张,以利于大脑疲劳状态改善,避免高血压事件的发生。老年人还需根据自己的年龄和体力状况,适当做些散步、慢跑、打太极拳等运动,保证血压处于平稳状态。

子单元二 冠状动脉粥样硬化性心脏病的管理与康复

 案例导入

▲**患者**:男性,68 岁。

▲**现病史**:患者在 10 余年前因劳累出现胸闷、气短、心悸,活动时症状加重,心电图显示心肌缺血,确诊为冠心病,平常服用"复方丹参滴丸"来扩充冠状动脉达到治疗目的,病情每次因劳累、受凉或情绪激动发作。本次发病于 1 周前,患者因情绪激动胸闷、心悸、气短加重,伴有阵发性心前区疼痛,向后背及左肩部发散,每日发作 5~6 次,每次持续时间达 10 min左右,休息后含服"速效救心丸"可缓解。进行一般体力活动即出现胸闷、气短症状。病来无大汗,无濒死感,无呼吸困难。

▲**既往史**:高脂血症 10 余年。高血压病史 13 年,血压最高时可达190/100 mmHg。饮酒史 15 年,每日 2 两白酒或 2 瓶啤酒。否认药物过敏史。

▲**主诉**:气短、胸闷 10 余年,加重伴心前区疼痛 1 周。

▲**体格检查**:体温(T)36.5 ℃,脉搏(P)78 次/min,血压(BP)162/93 mmHg,呼吸频率(R)17 次/min。

心电图检查:左心室高电压,胸前导联 V1~V4 ST 段下移 0.2 mV,T 波倒置,窦性心律。

X 线检查:动脉粥样硬化,主动脉型心脏病。

▲**任务**:①为该名患者拟订完善的照护策略。

②对该名患者及其家属做好相应的健康指导。

▲**任务描述**:

冠状动脉粥样硬化性心脏病简称冠心病,是动脉粥样硬化所致器官病变的最常见心脏疾病,也是对人体生命安全产生严重危害的疾病。该病有可能致残、致死,多发生于 40 岁以上的人群,男性发病率较女性高。在我国,该病发病率近年来呈逐年攀升态势。20 世纪 90年代,我国城市男性病死率达 0.05%,女性达 0.03%。住院心脏病患者中该病所占比例也呈逐年攀升态势,20世纪90年代达39.18%。所以,针对老年冠心病患者,应做好相应照护和康复预防工作,对冠心病的发病机制、临床症状、并发症均要有所了解,掌握冠心病的治疗策略和治疗目标,对冠心病老年患者能拟订个性化的照护策略,且能对其开展合理的健康指导。

▲**任务实施:**

①将每5人视为一个小组,全班开展讨论。

②以小组为单位,对冠心病老年患者的管理与康复相关知识进行自学,并对案例内容进行讨论及分析。

③各小组派出代表,将各自的自学、讨论结果进行展示。

▲**任务总结:**

①教师对各小组讨论结果进行点评及分析。

②教师对任务描述中的相关内容进行总结。

 知识链接

冠状动脉粥样硬化性心脏病(Coronary atherosclerotic heart disease)是指冠状动脉发生粥样硬化,使得冠脉血管腔变得狭窄,甚至出现血流阻塞,或(和)因冠状动脉功能性改变(痉挛)导致心肌缺氧、缺血或坏死而引起的心脏病,简称冠心病,又称缺血性心脏病(Ischemic heart disease)。

根据冠状动脉病变的部位、范围、血管堵塞严重程度和心肌血供不足的发展态势,近年来临床医学家趋向于将该病划分为慢性冠状动脉病(CAD,或称慢性缺血综合征CIS)和急性冠状动脉综合征(ACS)两大类。前者包含冠状动脉正常的心绞痛(如X综合征)、稳定型心绞痛、无症状性心肌缺血和缺血性心力衰竭(缺血性心肌病);后者包含不稳定型心绞痛(UA)、非ST段抬高型心肌梗死(NSTEMI)和ST段抬高型心肌梗死(STEMI)。

一、发病原因

(一)遗传因素

有研究数据表明,家族遗传因素在冠心病发病进程中起着重要作用。双亲中若有一人患冠心病,其子女发病率较正常家族高出2倍;双亲二人均患冠心病,其子女发病率较正常家族高出5倍。

(二)性别、年龄因素

冠状动脉粥样硬化被认为是机体衰老的一种呈现方式。在50岁以后,动脉粥样硬化的过程呈进行性加速状态。有关研究数据表明,冠心病的发病率在40岁以后呈加速趋势,一般而言,每增加10岁,该病的患病率递增1倍。与男性相比,女性的发病率往往较低,但在更年期后女性的发病率有所增加。

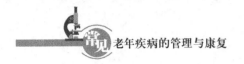

(三)吸烟

患者在吸烟过程中会吸入一定量的一氧化碳,进而引起血液中的氧气含量降低,由此而引发的缺氧会对动脉血管内皮造成损伤,使血管的通透性增加,进而给血小板的聚集和脂质的沉着提供了机会,促进冠状动脉发生粥样硬化。吸烟还会引起血清胆固醇含量升高,因此,吸烟可促使冠心病的发生和进展。

(四)糖尿病

糖尿病患者体内的脂肪与血糖代谢出现紊乱,会引起血液中胆固醇含量升高并成为冠状动脉粥样硬化的危险因素。另外,对于老年冠心病患者,更应指导其预防糖尿病,因为糖尿病会使冠心病患者的病情进一步加重。

(五)高血压

高血压会引起血管内皮出现机械性损伤,使血液中的脂质透过血管壁而蓄积于血管内膜下,引起动脉粥样硬化。

(六)高脂血症

脂质代谢异常是引发动脉粥样硬化的高危因素。高脂血症是指血液中的甘油三酯和胆固醇含量增加,其中,甘油三酯含量的增加更能促使冠状动脉粥样硬化发生。

(七)其他因素

缺少体力活动,肥胖,摄入过多的动物脂肪、胆固醇、钠盐、糖分,酗酒,精神高度紧张,劳累过度,寒冷,摄食过饱等因素均会诱发或加重冠心病。

二、临床表现

(一)心肌梗死

心肌梗死是指心肌出现缺血性坏死,指在冠状动脉粥样硬化的基础上,发生冠状动脉血供急剧减少或中断,使相应的心肌严重而持久地发生急性缺血、缺氧而引起局部心肌坏死。这往往在安静或睡眠时,饱餐或用力排便时发生。其发病的危险因素包含高脂血症、高血压、糖尿病、吸烟、肥胖等。

1. **心肌梗死先兆**

(1)突然出现严重的心绞痛。

(2)疼痛发作时,可同时伴有呕吐、恶心、大汗,出现明显的心动过缓或其他心律失常。

(3)心绞痛发作时,ST段出现一过性明显抬高或压低,T波增高或倒置,或出现严重心律失常。

(4)原有心绞痛性质发生改变,包括疼痛频率、持续时间、程度、含服硝酸甘油无效等。

(5)心绞痛伴有心功能不全或原有心功能不全症状明显加重。

2. **症状表现**

(1)最先出现的症状是心前区疼痛,疼痛部位、性质与心绞痛相同,但多无明显诱因,且常发生于安静状态,疼痛剧烈而持续,范围更广,时间可达数小时甚至数天,休息和含服硝酸甘油等多无法缓解。患者常烦躁不安、出汗、恐惧或有濒死感。部分患者疼痛可向上腹部、背部放射而使病情被延误。少数患者无疼痛，一开始便表现出休克或急性心力衰竭症状，部分患者疼痛位于腹部，常被误诊为胃穿孔、急性胰腺炎等急腹症。

(2)心律失常多发生于该病发作后1~2周内，尤其在24 h内，以室性期前收缩最为多见，是心肌梗死发生猝死的主要原因。

(3)疼痛多发生于起病后24~48 h，常出现发热(体温升高至38 ℃)，持续时间1周左右。若患者出现白细胞数目增多、心动过速、红细胞沉降率加快，则是由于坏死物质被人体吸收所致。

(4)疼痛剧烈时，可引起呕吐、恶心、上腹部胀痛、肠道胀气、呃逆等症状。

(5)心肌受到严重损伤后，心脏收缩力下降，心排血量急速减少从而引起心源性休克。主要表现为表情淡漠、意识模糊、皮肤苍白或发绀、四肢发冷、大汗淋漓、呼吸加快、血压低于80/50 mmHg、少尿或无尿。

老年人的各脏器已步入衰老阶段，器官的储备功能减退，对疼痛的敏感性明显下降，这导致老年人心肌梗死常不具备上述典型的成人症状，而以下各组症状为其主要表现。

(1)胃肠道症状：老年急性心肌梗死患者，常会出现原因不明的上腹部疼痛、下腹部不适、食欲减退、腹部胀痛、恶心、呕吐等症状。从无消化道疾病的老年人，突然出现上腹部疼痛或下腹部疼痛伴有腹胀、腹泻等，应考虑心肌梗死的可能。

(2)呼吸困难：若老年人突然出现持续性胸闷气短或气喘无法平卧，伴有剧烈咳嗽、吐泡沫痰、口唇发紫、烦躁、大量出汗等，则应高度怀疑急性心肌梗死的可能。随着年龄的增长，以单一的突然发作的呼吸困难就诊者更为多见。特别是80岁以上的老年患者，既往病史无慢性支气管炎者，突然出现不明诱因的哮喘，则要高度警惕急性心肌梗死的可能。

(3)猝死：这是老年急性心肌梗死患者主要躯体表现之一。从发病到死亡不足6 h者统称为猝死，是冠心病最为严重的躯体表现。55~65岁是发病的高峰。猝死在每年10~12月和次年1月最多，患者表现为意识突然丧失，面色青灰，全身弛缓，口唇、指端渐至周身均出现发绀，脉搏消失，抽搐，瞳孔散大等症状。大多数患者在猝死前均有极度的疲乏感。

(4)脑循环障碍：可突然出现意识模糊、语言障碍、头晕、头痛、晕厥等症状；偏瘫在老年急性心肌梗死中并不少见。

(二)心绞痛

心绞痛是在弥漫性冠状动脉病变的基础上由于一过性冠状动脉供血不足，使心肌缺血、缺氧所引起的发作性胸骨后疼痛。劳累、情绪激动、饱餐、受寒等常为其发病诱因。疼痛特点为：①多由体力劳动或情绪激动(如愤怒、过度兴奋等)所激发，饱食、寒冷、吸烟亦可诱发。②疼痛部位主要位于胸骨上段或中段之后，可波及心前区，不典型者亦可表现在腹部上区、左肩、左臂、咽喉部、颈部等部位。③疼痛常为压榨性、闷胀性或窒息性，也有烧灼感，偶尔伴有濒死感。可放射至左肩、左上肢前内侧达无名指和小指，而非刀割样锐痛、短促刺痛或昼夜不停的胸闷之感。④疼痛出现后常逐步加重，在3~5 min内经休息或含服硝酸甘油片后逐渐消失，一般很少超过15 min，但自发性心绞痛持续时间较长。⑤心绞痛发作时常见心率加快、血压骤升、表情焦虑、皮肤发冷或出汗，可有暂时性心尖部收缩期杂音。

部分老年患者因痛觉较为迟钝，劳动时可出现不典型的心绞痛发作，或出现气急、憋闷感或疲倦感，严重时主要表现为呼吸困难而没有任何疼痛的主诉。有时老年患者虽感疼痛，但疼痛部位很不典型,疼痛发生于牙床时与牙痛相似;发生于上腹部时,类似消化不良、胆囊炎、胆石症;反复性左肩或腕部疼痛与颈部紧缩感,易被误诊为骨关节炎。这些具有不典型症状的老人心绞痛常在心电图检查中被发现。

三、发作时的治疗原则

(一)心绞痛发作时的救治

1. 休息

发作时立即休息。如果在室外发作,可立即蹲下或坐下休息;在室内可卧床休息,最好垫高上身。轻症患者经安静休息数分钟后症状可缓解。

2. 止痛、扩冠脉药物应用

较重的病情发作,可使用起效较快的硝酸酯类药物,这类药物除可扩张冠状动脉,降低阻力,增加冠状动脉循环血流量外,还能通过对周围血管的扩张作用,减少静脉回心血量,降低心室容量、心腔内压、心排血量和血压,减少心脏前后负荷和心肌的需氧量,从而缓解心绞痛。例如可予以 0.3~0.6 mg 硝酸甘油舌下含服,使其迅速为唾液所溶解而吸收,1~2 min 后即开始起效,能降低血压,用药时注意不可过量服用。

3. 吸氧

吸氧能有效改善心肌缺血、缺氧症状,以缓解心绞痛。心绞痛频发者,应在家中备好氧气瓶,每次吸氧时间为 30 min。

4. 中医中药治疗

根据中医辨证论治的原则应用治本和治标的方法。治本,一般在缓解期予以应用,以调整脏腑、阴阳、气血为主,有滋阴、补阳、补气血、调理脏腑等方法;治标,主要在疼痛期应用,以通为主,有活血化瘀、通阳、理气、化痰等方法。其中以"芳香温通"法和"活血化瘀"法最为多见,此外,针刺或穴位按摩治疗也有一定功效。

5. 降低心肌氧耗药物

予以美托洛尔、呋塞米等药物,通过降低心室肌收缩力、心率来减少血容量,进而降低心肌耗氧量。

6. 保持情绪稳定

避免情绪波动,这对疾病预后有正向作用。若发作时,患者出现情绪紧张、内心惶恐焦虑情绪,可服用地西泮(安定)2.5 mg 进行治疗。

四、照护措施

(一)对心肌梗死患者的照护

1. 心肌梗死急性期的护理

心肌梗死急性期的老年人一般都住院治疗,在心电监护下度过危险期。此期间的护理非常重要,护理人员应做好护理工作,使患者能够安全度过该阶段。

(1)膳食管理:发病第 1 天应进流质饮食,之后更改为半流质饮食;饮食宜清淡,多食易消化食物,少食多餐;对于糖尿病、高脂血症患者,应鼓励其摄入低胆固醇、低脂、低糖食物;

戒除烟酒。

(2)休息和活动:心肌梗死患者无活动耐力,照护人员应使患者理解根据病情逐步提高活动耐力的重要性,避免因过度紧张而不敢活动,也应该防止其盲目乐观,切忌操之过急,应根据病情来控制患者的日常活动量。无并发症的患者一般可参照如下活动计划:心肌梗死病发后第1～3天,应绝对卧床休息,进食、排便、洗漱、翻身等一切活动需由照护人员协助完成;第4～6天,应鼓励其卧床休息,可在床上进行肢体的被动和(或)主动活动,或由床上坐起,逐渐过渡至坐在床边;第1～2周开始在床边、病室内走动,在床边完成洗漱、进食等活动,以不感到疲累为限,以后应根据患者对活动的反应和耐受性来决定活动量和活动时间;第3～4周,在严密观察下可尝试着进行上下楼梯的锻炼,待病情稳定后可让患者出院疗养。患者恢复正常生活一般需3个月及以上的时间。对于病情危重,且有并发症的患者,应指导其绝对卧床休息,直至并发症得到控制为止,待病情稳定7天后方可指导患者按照上述活动计划增加活动量。当患者出现明显的心前区不适,收缩压降低幅度超过10 mmHg或血压出现异常波动,脉搏明显加快,心率超过110次/min,心电图显示ST段偏倚或心律失常等情况之一时,则表明患者的活动量过大,应及时予以调整并做好对症干预。

(3)吸氧:心肌梗死发生后,动脉血氧含量明显减少,给予吸氧操作能帮助老年人缓解呼吸困难、胸痛、休克、发绀及肺水肿等症状。老年人可用鼻导管吸氧,氧流量为2～3L/min。吸氧期间应注意避免因鼻腔分泌物堵塞鼻导管而导致吸氧无效,同时观察用氧后病情是否好转。

(4)排便护理:心肌梗死患者由于长期卧床休息,消化功能减退,哌替啶或吗啡等止痛药的使用导致胃肠道功能受到抑制,易引发便秘,尤其是老年患者。不少患者因不习惯床上使用便盆,常引起排便困难或过度用力排便。用力排便可使心率加快、心脏负荷增加而加重心肌缺血和耗氧量,并可诱发严重心律失常。照护措施包括解除患者的负面情绪;训练患者床上排便,以免过度排气或屏气;饮食应摄入易消化且富含纤维素的食物,避免食用辛辣刺激性食物;应用缓泻剂,必要时可向肛门处注入开塞露,以不让患者费力排便为原则。有条件时,排便过程中应进行线电监护,一旦出现心律失常,应及时停止排便动作,并做出相应干预。

(5)睡眠:急性期患者必须保证获得充足的睡眠时间,做到心理和生理的充分休息及放松。但是,有时老年人因对病情感到恐惧或焦虑无法达到身心完全放松的目的。因此,在睡前可遵照医嘱给予镇静剂或安眠药以促进睡眠。照护人员还应密切观察老年人用药后的不良反应,如果给药后老年人仍达不到预期的睡眠质量,则需与医生共同商讨给药剂量。另外,还应尽可能为老年人提供舒适、静谧的睡眠环境,以保证老年人睡眠或卧床期间不被外界所打扰。

(6)环境:避免吸烟环境,以免引起心肌梗死复发或梗死范围扩大,甚至诱发猝死。

2.心肌梗死恢复期的护理

无论住院治疗还是在家康复阶段,照护心肌梗死老年患者都要遵循恢复期的照护原则:

(1)协助老人了解有关冠心病的病因、诱发因素、预防及治疗的内容,提高老人对疾病的认识,积极配合治疗,定期复查。

(2)协助老人设计一套循序渐进的身体锻炼方案,经2～4个月的体力活动锻炼后,酌情

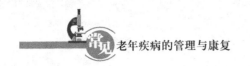

恢复部分或较轻工作,再逐渐恢复全天工作,但应避免过重体力劳动或精神过度紧张。

(3)协助老人尽可能生活得充实、有意义。

(4)协助老人接受并适应疾病所造成的限制,改善冠心病康复期对老人造成的心理压力。

3. 预防心肌梗死复发

(1)对患者进行冠状动脉粥样硬化性心脏病有关知识的健康指导,教会患者在各种情况下调控休息和活动量,协助患者安排合理的生活方式。指导患者家属积极配合和支持,为患者创造良好的身心休养环境,使其积极配合治疗,定期复查。

(2)预防心肌梗死复发。

①摄取低脂肪、低胆固醇、低热量和高膳食纤维食物。

②预防便秘。

③戒除烟酒。

④维持理想体重。

⑤保持情绪稳定。

⑥进行适度且规律性的运动。

⑦酷热、严寒的天气避免外出。

⑧继续服用药物治疗。

⑨若胸痛不易减轻和消除,应立即联系医生。

(二)对心绞痛患者的照护

1. 生活照护

(1)保持情绪稳定,缓解心理压力。

(2)保持胃肠道畅通,切忌用力排便,以免再次诱发心绞痛。

(3)给予低热量、低脂肪、低胆固醇和高膳食纤维的食物,避免过饱,戒除烟酒。

2. 医疗照护

心绞痛患者平常口服药物要注意用药原则及不良反应。

(1)硝酸酯类药物:常见的不良反应包括头部胀痛、头晕、面红、头部跳动痛、心悸等,偶有血压降低。第一次用药时患者宜取平卧位,必要时应予以吸氧操作。

(2)β受体阻滞剂:应从小剂量开始给药,停服药物时应逐渐减少给药剂量。心力衰竭、支气管哮喘、心动过缓者应慎用或禁用。

3. 心绞痛患者常感焦虑不安

在病情发作时,患者会感到焦虑与彷徨。对易紧张、焦虑的患者,应给以必要的心理安抚,减轻其心理负担,减少心绞痛的发作次数,必要时应予以镇静药物处理。

(三)健康指导

1. 疾病知识教育

向患者及其家属介绍该病的发病因素、临床类型、发病特点、并发症。教育患者应保持良好的心态,平时生活要有规律,合理安排工作和休息时间,注意劳逸结合,积极配合治疗。

2. 指导老年患者预防疾病

改变错误的生活方式,指导患者合理膳食、控制体重、适当运动、合理安排生活起居、戒烟限酒、改变不良生活习惯、减轻精神压力、积极控制危险因素、调整日常生活与工作节奏。另外,避免诱发因素,告知患者及其家属切忌过度疲劳、情绪激动、饱餐、寒冷刺激等,因这些都是心绞痛发作的高危因素,应尽可能避免。指导患者遵医嘱服药,不要擅自增减药物剂量,要自我监测药物的不良反应。外出时,应随身携带硝酸甘油以备急需。

3. 指导患者开展自我病情监测

教会患者及其家属有关心绞痛急性发作时的缓解方法:当胸痛发作时,应立即停止活动或舌下含服硝酸甘油。如果服用硝酸甘油后症状不缓解或心绞痛发作次数比既往更频繁、程度更重、疼痛时间更长,应立即到医院就诊,以警惕心肌梗死的发生。不典型心绞痛发作时,患者可能出现上腹部疼痛、牙痛等,为防止误诊,可先按照心绞痛发作处理。指导患者定期复查心电图、血脂、血糖等。

(四)心理照护

由于心理、生理、社会因素的刺激和影响,冠心病患者常出现情绪不稳、易激惹等情感表现,较易呈现出焦虑、忧虑、抑郁等负面情绪。只有构建良好的生理状态和心理状态,才能实现生理与心理之间的良性循环,利于身心积极效应的推进。为了进行有效的心理调适,照护人员应耐心地倾听患者,熟知患者的心理波动和病情改变,以实现良好的个性化照护。

五、预防及康复

1. 科学运动

运动锻炼对面临着冠状动脉粥样硬化的老年患者来说是非常重要的。通过锻炼,人体的肌肉、内脏器官和神经系统的活动增强,血液循环量增加。在开展锻炼过程中,应密切关注患者每次运动时间,使其不低于半小时,每周不应少于 3 次。对于已患有冠心病的老年患者,在锻炼时应根据情况来选择适宜的运动项目,比如游泳、散步、骑自行车、打门球、慢跑等,避免运动过量或劳累过度而引起心绞痛。

2. 膳食指导

在日常饮食中,老年人应严格控制热量的摄入,避免过度摄入高脂、高胆固醇饮食,少食多餐,不宜过饱,以低盐低脂的饮食为主。粪便干结或者用力排便,会引起冠心病患者猝死。建议患者多食用富含膳食纤维的食物,比如新鲜水果、蔬菜,此类食物既能够预防便秘,又能够减少心绞痛的发作次数。吸烟会增加心肌的氧耗量,又会诱发心绞痛的急性发作,应戒烟。饮酒会引起肝脏合成大量的胆固醇,应加以控制。

3. 防治诱发病及规避其他诱发因素

高血压、高血糖、高脂血症、肾病综合征、肥胖症等均与冠心病的发病有着密切关联,所以,要预防冠心病的发生及发展,就要积极治疗上述疾病。对于有冠心病的老年患者,必须随身携带急救药物,与老人同住的家属或照护人员必须知道急救药物的放置地点,以便发病时及时抢救。另外,在进行一些可能引发老人心绞痛的活动前,比如激烈运动、会餐、情绪激动的聚会,应指导老年患者先舌下含服一片硝酸甘油以预防心绞痛的发作。

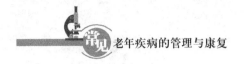

子单元三 心律失常的管理与康复

 案例导入

▲**患者**:女性,70岁。

▲**现病史**:患者在8年前因劳累过度出现心悸、胸闷、气短,活动时症状加剧,心电图显示"心房颤动、心肌缺血",确诊为"冠心病,心房颤动",平素常服"美托洛尔"对症治疗,每次均因劳累、受凉或情绪激动而发作。本次发病在1周前,情绪激动后出现明显胸闷、心悸、气短加重,伴有呼吸困难,难以平卧。一般体力活动即出现胸闷、心悸、气短等症状。病来无心前区疼痛,无大汗,无濒死感。

▲**既往史**:高血压病史20年,血压最高达180/100 mmHg。否认存在药物过敏史。

▲**体格检查**:体温(T)36.6 ℃,脉搏(P)81次/min,血压(BP)165/94 mmHg,呼吸频率(R)18次/min。

心电图检查:异位心律,心房颤动,心室率130次/min,胸前导联V1~V4 ST段下移0.2 mV,T波倒置。

▲**任务**:①为该名患者拟订完善的照护策略。

②对该名患者及其家属做好相应的健康指导。

▲**任务描述**:

心律失常在老年患者中较为多见,其既可以作为心脏病的一种临床症状而出现,也能反映心脏病的病情程度,有时是唯一的心脏异常。多数研究的结果表明,随着年龄增加,心律失常的发生率也随之增加。心律失常的临床重要性主要取决于对循环系统血流动力学的影响,若由于心律失常减少了心输出量,降低血压,影响到心、脑、肾等重要脏器的血液灌注,可产生休克、心力衰竭、肺水肿、心绞痛、晕厥、抽搐等症状,严重时可危及生命。因此,心律失常的照护与康复工作意义重大。做好对心律失常老年人群的照护工作,了解发病因素,掌握临床症状,熟悉治疗方案和预后转归,能够为这类患者拟订合理的照护策略,并能开展相应的健康指导。

▲**任务实施**:

①将每5人视为一个小组,全班开展讨论。

②以小组为单位,对老年心律失常患者的管理与康复相关知识进行自学,并对案例内容进行讨论及分析。

③各小组派出代表,将各自的自学、讨论结果进行展示。

▲**任务总结**:

①教师对各小组讨论结果进行点评及分析。

②教师对任务描述中的相关内容进行总结。

知识链接

在神经体液的调节下,心脏以一定范围内的频率有规律地搏动,正常心脏激动起源于窦房结,然后沿着心房肌和传导阻滞顺序依次传至心房和心室,引起相应部位的激动。心律失常(Arrhythmia)是指心脏冲动的频率、节律、起源部位、传导速度或激动次序的异常。

一、发病因素

(一)生理因素

心脏的起搏细胞受到自主神经系统和起搏细胞局部化学环境的影响,如交感神经兴奋可引起心动过速,迷走神经兴奋可导致心动过缓。正常人在疲劳、吸烟、饱餐、饮酒等多种情况下可出现心律失常。

(二)病理因素

各种病因的器质性心脏病,如冠状动脉粥样硬化性心脏病、高血压性心脏病、瓣膜病变、心肌病、心包炎等,尤其是发生心力衰竭、急性心肌梗死时,更易发生心律失常。

二、分类

(1)根据心律失常发生时心率的快慢,可分为:①快速心律失常,包括期前收缩、心动过速、扑动、颤动等。②缓慢性心律失常。

(2)根据心律失常发生的原理,大致分为:①冲动形成异常,如窦性心律失常、被动性异位心律和主动性心律失常等。②冲动传导异常,如各种传导阻滞、预激综合征等。

(3)根据心律失常的严重程度,可分为:①良性心律失常,发生在无器质性心脏病者身上,病程较短,可自行恢复。②恶性心律失常,病程较长,有严重血流动力学改变,可诱发心绞痛、休克、心力衰竭、晕厥,甚至猝死。

三、临床表现

(一)期前收缩

期前收缩是指源于窦房结以外的异位起搏点提前发出了冲动使心脏收缩,又称为过早搏动,是临床上最常见的心律失常。按其起源部位不同,期前收缩分为房性、房室交界性、室性三类,其中以室性期前收缩最为多见。另外,根据期前收缩出现的频率不同,分为偶发性和频发性;如遇正常基础心律交替出现,可呈现二联律和三联律。在同一导联的心电图上室性期前收缩的形态不同,成为多源性室性期前收缩。提前出现的异位搏动代替了一个正常的窦性搏动,其后出现的一个较正常的心动周期长的间歇,称为代偿间歇。可发生于健康老人,以及过度吸烟、饮酒、喝茶者,过度劳累、情绪波动等可诱发;患有器质性心脏病及心脏手术、心导管检查时则更为多见;洋地黄等药物毒性、电解质紊乱、甲状腺功能亢进等也可以引起期前收缩。个别的或偶发的期前收缩多不引起症状,常在体检时偶然发现,部分比较敏感的患者可有心悸或漏搏感。频发期前收缩可使心排血量降低,重要脏器的灌注量减少,可出现乏力、头晕、胸闷、憋气、晕厥或使原有的心绞痛、心力衰竭症状加重。

(二)窦性心律失常

由于窦房结冲动引起的心律失常称为窦性心律失常。

1. 窦性心动过缓

心率<60 次/min,常见于健康的青年人、运动员,普通人的睡眠状态,也可见于青光眼急性发作、窦房结功能低下、甲状腺功能减退患者及洋地黄或 β 受体阻滞剂作用下的患者等。器质性心脏病患者中窦性心动过缓的情况常见于冠心病、心肌炎、心肌病患者。心率<40 次/min 时可引起头晕、乏力、胸痛或心力衰竭等。

2. 窦性心动过速

心率>100 次/min,暂时性心动过速多为劳累、运动、激动、饱餐、疼痛及吸烟等正常反应;持续性心动过速多为病理性(如发热、出血、贫血、休克、心力衰竭及甲状腺功能亢进症等引起),患者可无症状或有心悸感。

(三)阵发性心动过速

阵发性心动过速是一种阵发、快速而规律的异位心律,由三个或三个以上连续发生的期前收缩形成,又称为异位性心动过速。根据异位起搏点的部位不同,可分为房性、房室交界性和室性阵发性心动过速。由于房性与房室交界性阵发性心动过速在临床上常难以区别,故统称为室上性阵发性心动过速,简称室上速。临床特点为突然发作、突然终止,可持续数秒、数小时甚至数日,自动停止或经治疗后停止。

1. 室性阵发性心动过速

多见于有器质性心脏病的患者,最常见者为冠心病急性心肌梗死,也见于心肌病、心肌炎、风湿性心脏病、洋地黄中毒、电解质紊乱、奎尼丁或胺碘酮中毒等,少数发生于无器质性心脏病者。室性阵发性心动过速患者多有低血压、心绞痛、呼吸困难、晕厥、抽搐甚至猝死等症状,护理体检时听诊心律略有不规则,心率多在 140~220 次/min,第一心音强度可不一致。

2. 室上性阵发性心动过速

可发生在无明显器质性心脏病者身上,也可见发生在风湿性心脏病、冠心病、甲状腺功能亢进、洋地黄中毒等患者身上。室上性阵发性心动过速发作时,患者可感心悸、头晕、胸闷、心绞痛等,严重者发生晕厥、心力衰竭、休克。护理体检时听诊心律规则,心率可达 150~250 次/min,心尖部第一心音强度一致。

(四)扑动与颤动

当自发性异位波动的频率超过阵发性心动过速的范围时,即形成扑动或颤动。根据异位搏动起源的部位不同,可分为心房扑动与颤动、心室扑动与颤动。心房颤动是仅次于期前收缩的常见心律失常,远较心房扑动多见;心室扑动与颤动是极危重的心律失常。

1. 心室扑动与颤动

心室扑动与颤动常为器质性心脏病及其他疾病患者临终前发生的心律失常,临床上多见于急性心肌梗死、心肌病、严重低钾血症、洋地黄中毒及胺碘酮、奎尼丁中毒等患者。

心室扑动与颤动的临床表现无差异,相当于心室停搏。一旦发生,患者立即出现阿-斯综合征,表现为意识丧失、抽搐、呼吸骤停。

护理体检:心室颤动时听诊心音消失,脉搏、血压测量不到。

2. 心房扑动与颤动

病因基本相同,绝大多数见于器质性心脏病患者,最常见于风湿性心脏病二尖瓣狭窄患者,也可见于冠心病、心肌病及甲状腺功能亢进、洋地黄中毒等患者。

心房颤动多伴有心悸、胸闷、乏力,严重者可发生心力衰竭、休克、晕厥及诱发心绞痛发作,心房内附壁血栓脱落可引起脑栓塞、肢体动脉栓塞、视网膜动脉栓塞等而出现相应的临床表现。

护理体检:心房扑动者听诊时心律可规则亦可不规则;心房颤动者查体第一心音强弱不等,心律绝对不规则,有脉搏短绌。

(五)病态窦房结综合征

病态窦房结综合征多由心脏窦房结缺血或退行性改变引起。心肌炎、心肌病、洋地黄中毒、奎尼丁中毒等可引起病态窦房结综合征。老年人较为多见,其中 60～70 岁是发病高峰时期。轻者无症状。该病的特点是快速心律和慢速心律交替出现。心动过速时间过长,患者可出现休克、心力衰竭;心动过缓可引起头晕、心悸、胸闷、心绞痛。当心脏停搏超过 15s 时,可发生阿-斯综合征。

(六)房室传导阻滞

房室传导阻滞是由于冲动传导异常引起的心律失常。随着年龄的增长,房室传导阻滞的发病率明显增高,可见于迷走神经张力过高、退行性病变、心脏纤维化、冠心病、电解质紊乱等患者。根据阻滞的程度可分为三度。Ⅰ度房室传导阻滞常无自觉症状。Ⅱ度房室传导阻滞又称为不完全性房室传导阻滞,分为Ⅰ型和Ⅱ型,Ⅰ型可有心悸与心脏停顿感;Ⅱ型心室率较慢时,可有心悸、头晕、乏力、活动后气急、短暂晕厥感等。Ⅲ度房室传导阻滞又称为完全性房室传导阻滞,老年人对Ⅲ度房室传导阻滞的心动过缓耐受力很差,常常由于心率过度缓慢、脑供血不足而引发短暂晕厥发作,即阿-斯综合征或称为心源性晕厥,典型的发作无任何前驱症状,表现为突然晕厥、面色苍白、无脉搏,可有癫痫样抽搐、呼吸暂停、瞳孔散大等。多持续短暂,自然恢复,持续长则有可能造成死亡。

四、治疗原则

治疗主要包括去除病因和调整心律两部分,积极治疗引起心律失常的心脏病和消除引起心律失常的诱发因素。调整心律失常的目的是制止发作,消除症状,避免由其导致的各种不良后果。采取的方法包括手法、药物、电学、消融与手术等。

(一)药物治疗

(1)抗快速心律失常药物如奎尼丁、利多卡因、美西律、普萘洛尔、胺碘酮等。

(2)增加心肌自律性与传导性的药物,如阿托品、异丙肾上腺素等。

抗心律失常药物在治疗心律失常的同时,可出现用药前没有的新的更严重的心律失常,

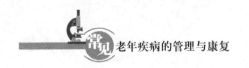

或使原有的心律失常恶化或加重,还可导致心力衰竭的恶化。故应遵医嘱给药,应注意给药途径、剂量、速度,观察药物的不良反应和临床成效。

(二)消融治疗

通过导管应用直流电、射频、激光及向冠状动脉细小分支内注射无水酒精等技术,治疗房扑、房颤和室性心动过速等。其特点是创伤小、恢复快,能迅速根治心律失常。

(三)心脏电复律与安装人工心脏起搏器

心脏电复律以瞬间高压电流终止快速异位心律,使其转复为窦性心律,又称为电除颤。非同步除颤用于心室扑动、心室颤动。同步除颤用于室性心动过速、室上性心动过速和心房扑动、心房颤动。

五、照护措施

(一)生活照护

1. 膳食管理

饱餐会引起室上性心动过速、室性早搏等心律失常,加重冠心病患者心肌缺血、缺氧,所以,应指导患者不可摄食过饱,应多进食易消化、低热量的食物,少食多餐,尤其是严重心律失常的老年患者,应多食用易咀嚼、易消化的食物,保证营养,并保证摄入适量的热量。叮嘱患者多进食纤维素丰富的食物,保证大便畅通,心动过缓患者应避免排便时过度屏气,以免使迷走神经兴奋而加重心动过缓。心力衰竭引起的心律失常患者要限制钠盐的摄入。心动过速的老年患者,应避免进食刺激性明显的食物,如酒、咖啡等。

2. 环境管理

保持病房安静,室温适宜,减少或避免外界任何不良刺激,协助患者开展生活照护,促进其身心舒适。

3. 休息

轻度心律失常患者不需卧床,但应为其建立良好的生活习惯,注意劳逸结合,适当休息,避免劳累。严重的快速型或过缓型心律失常,影响血流动力学改变的,应卧床休息,直至病情好转后,再逐渐起床活动,如室上性心动过速,频发、多源、连发的室性早搏,Ⅱ度、Ⅲ度以上的房室传导阻滞,发作频繁的窦性停搏和窦性阻滞等患者。应为老年患者创造良好的休息环境,协助做好生活护理,关心患者,减少或避免任何不良刺激,保证身心休息。当患者出现心悸、呼吸困难、血压下降、晕厥时,应叮嘱患者绝对卧床休息。患者采取头高足低卧位、半卧位或其他舒适体位,尽量避免左侧卧位,以免患者感觉到心脏的搏动而加重不适感。

(二)医疗照护

1. 生命体征监测

观察呼吸、体温、脉搏、血压等生命体征。

2. 对症照护

(1)吸氧。吸氧能提高机体的血氧浓度,对治疗心律失常有帮助。尤其对严重心律失常及冠心病引起的心律失常患者来说,吸氧是一项不可忽视的治疗、照护措施。可进行鼻导管和面罩吸氧。

(2)排便照护。老年人心律失常发生在器质性心脏病的基础上,病情多危重,病程也较长,多需较长时间卧床休息,但长期卧床导致胃肠道蠕动能力减弱,紧接着往往引起便秘。便秘和用力排便,会增加腹内压,加重心脏负担,诱发严重心律失常,甚至发生猝死,应鼓励老年患者做主动和被动的下肢活动,并在病情允许的范围内适当增加活动量。每日顺着肠道蠕动方向按摩腹部数次,增加肠道蠕动频次,促进排便。多食用水果、蔬菜,同时保证摄入充足的液体。必要时,应根据医嘱予以酚酞片、清宁丸、番泻叶等缓泻剂,保持大便畅通。

(3)心电监护:对于心律失常患者,应采用心电监护,及时发现心搏节律和频率变化。监测有无心律失常及有无致命性心律失常的发生,如室性心动过速、心室颤动、严重心动过缓、传导阻滞等。观察临床症状是否与心律失常的产生有关,如心悸、头晕、晕厥、低血压、严重休克、心绞痛发作、心力衰竭加重。

(4)配合抢救:建立静脉通道,备好抗心律失常药物及其他抢救药物、除颤仪、临时起搏器等。遵照医嘱及时予以药物干预,对心率显著缓慢者可先予以阿托品、异丙肾上腺素等药物;对其他快速性心律失常者可予以抗心律失常药物。必要时配合临时心脏起搏器或电复律。一旦出现猝死的症状,如意识突然丧失、抽搐、大动脉搏动消失、呼吸停止,立即进行抢救。

3. 用药护理

观察药物的不良作用和药理效果。抗心律失常药物除有抗心律失常的治疗作用外,也有一些不可忽视的不良作用,所以,照护人员应熟悉抗心律失常药物的药理机制、适应证、用法、禁忌证和毒副作用等,严密观察药物的不良反应和临床疗效。观察用药过程中及用药后的心率、血压、脉搏、呼吸与意识形态的变化,观察临床疗效和药物不良反应,及时发现用药所引发的不良反应。

(1)奎尼丁:对心脏的毒副作用反应较为明显,可引起心力衰竭,诱发心动过速甚至心室颤动,引发奎尼丁晕厥。有30%的患者因药物不良反应需要停药。所以,在给药前需测量患者的血压、心率,如果血压低于90/60 mmHg、心率低于60次/min或心律不规则,则要与医生联系,该药的毒副作用较大,一般应白天给药,避免夜间给药。

(2)β受体阻滞剂:会使慢性阻塞性肺疾病和哮喘加重,影响血糖代谢,导致心动过缓,还会引起雷诺现象、间歇性跛行和精神抑郁。

(3)利多卡因:可引起眩晕、意识障碍、感觉异常、谵妄、昏迷等,大剂量给药会引起窦房结抑制和室内传导阻滞。

(4)维拉帕米:易引发低血压、心动过缓、传导阻滞等,偶有肝毒性。

(5)胺碘酮:最严重的心外毒性为肺纤维化,可影响甲状腺功能,导致转氨酶升高,出现胃肠道不良反应,引起心动过缓,偶有尖端扭转型室性心动过速。

4. 并发症监测

心律失常的潜在并发症是心脏停搏、心源性猝死,要及时评估危险因素。评估引起心律失常的原因,如有无冠心病、心力衰竭、心肌病、心肌炎、药物中毒等,有无电解质紊乱和低氧血症、酸碱平衡失调。进行心电监护,出现心脏停搏者,应及时配合抢救,进行心肺复苏。

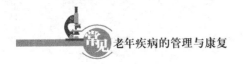

(三)健康指导

1. 指导老年患者预防疾病

叮嘱患者注意劳逸结合、生活规律,保证充足的休息与睡眠;保持乐观、稳定的情绪;戒除烟酒,避免摄入刺激性食物(如咖啡、浓茶等),避免饱餐。避免劳累、感染,防止诱发心力衰竭。避免剧烈运动,以免诱发心律失常。心动过缓者应避免排便时过度屏气,以免迷走神经兴奋而加重心动过缓。

2. 疾病知识宣教

向患者及其家属讲授心律失常的常见病因、诱因和防治知识。说明继续遵医嘱服用抗心律失常药物的必要性,不可自行减药、停药或擅自改服其他药物。告诉患者药物可能出现的不良反应,叮嘱出现异常情况时应及时就诊。指导患者积极治疗原发病,避免各种诱发因素,如感染、劳累、情绪激动或紧张等。

3. 指导患者进行自我病情监测

教会患者自行测量脉搏的方法以利于自我监测病情,对反复发生的严重心律失常,危及生命者,应指导家属学会心肺复苏以备应急。定期复查心电图,病情发生变化时及时就诊。

(四)心理照护

心血管是由自主神经系统支配的组织之一,易受到心理活动的影响,紧张、焦虑、情绪激动等均会使交感神经兴奋,促使儿茶酚胺类物质分泌量增多,可诱发及加重心律失常。反之,心律失常又会导致患者出现烦躁、焦虑和恐惧情绪,甚至对治疗失去信心,所以,应给予患者必要的安慰和解释,说明心律失常的可治性,消除患者的思想顾虑和悲观情绪,增强患者治愈疾病的信心。对于功能性心律失常和轻度心律失常者,应鼓励其正常生活,避免过度重视,控制负面情绪,指导其采用放松疗法,比如全身肌肉放松、缓慢深呼吸;鼓励患者参加力所能及的活动或适当的文娱活动,以分散注意力,叮嘱患者积极配合治疗,尽早控制病情。对于过度紧张、精神高度敏感者,可酌情予以镇静剂治疗。

六、预防及康复

(1)对本有器质性心脏病的老年患者,应及时治疗基础疾病,比如冠心病、退行性瓣膜病变、高血压性心脏病等。

(2)当患者病情稳定时,应鼓励其积极参与文体活动;应给予清淡、易消化食物,避免过量摄食,戒除烟酒,少饮浓茶、咖啡和禁食辛辣刺激等食物;保持大便畅通;避免过热、寒冷、劳累、睡眠不足等诱发因素。

(3)向患者及家属介绍心律失常的常见病因、诱因和防治知识,指导患者保持乐观、稳定的情绪,避免烦躁、焦虑和恐惧等负面情绪。

(4)在为患者进行心导管检查时,手法要轻柔,操作要熟练,避免硬插、硬顶等操作对心脏的机械性刺激,并予以心电监护。

(5)有些药物有引发心律失常的不良作用,照护时应密切观察其毒副作用,如:洋地黄可引起室性心律失常和房室传导阻滞;利尿剂可引起电解质紊乱而诱发心律失常;普萘洛尔可引起窦性心动过缓。对于服药患者来说,应定期检查心电图,以便实时了解心律失常情况。

子单元四　心力衰竭的管理与康复

 案例导入

▲**患者**:男性,76 岁。

▲**主诉**:反复胸闷、气短 15 年,加重伴呼吸困难 1 周。

▲**既往史**:高血压病史 15 年,血压最高达 182/105 mmHg。否认药物过敏史。

▲**现病史**:15 年前劳累后出现胸闷、气短、心悸,活动时症状加重,偶有心绞痛发作,确诊为"冠心病、心绞痛",平常服用复方丹参滴丸对症治疗,每次因劳累、受凉或情绪激动发病。近 2 年逐渐出现呼吸困难。本次发病于 1 周前,情绪激动后出现胸闷、心悸、气短加重,伴呼吸困难,难以平卧。夜间常有阵发性呼吸困难,稍事活动即出现胸闷、气短、心悸、呼吸困难症状,伴咳嗽、咳痰、咳粉红色泡沫痰。病来无心前区疼痛,无大汗,无濒死感。

▲**体格检查**:体温(T)36.4 ℃,脉搏(P)92 次/min,血压(BP)163/87 mmHg,呼吸频率(R)17 次/min。

心电图检查:心率 87 次/min,窦性心律,广泛导联 ST-T 改变。

▲**任务**:①为该名患者拟订完善的照护策略。

②对该名患者及其家属做好相应的健康指导。

▲**任务描述**:

心力衰竭(心衰)是一个主要的、发病率不断增长的公共卫生问题。心力衰竭主要是老年人疾病,在超过 65 岁的人群中,心力衰竭发生率接近 1%。慢性心力衰竭是大多数慢性心血管疾病的最终归宿,也是慢性心血管疾病患者最主要的死亡原因。在我国,如今冠心病和高血压已成为心力衰竭的最常见原因,瓣膜病和心肌病位于其后。因此,心力衰竭患者的照护与康复工作非常重要,包括做好对心力衰竭老人的照护工作,了解发病因素,掌握临床表现,熟悉治疗方案及预后转归,能够为该病患者制订合理的照护方案,并能够开展预防该病的健康宣教等。

▲**任务实施**:

①将每 5 人视为一个小组,全班开展讨论。

②以小组为单位,对心力衰竭老年患者的管理与康复相关知识进行自学,并对案例内容进行讨论及分析。

③各小组派出代表,将各自的自学、讨论结果进行展示。

▲**任务总结**:

①教师对各小组讨论结果进行点评及分析。

②教师对任务描述中的相关内容进行总结。

知识链接

　　心力衰竭是各种心脏结构或功能性疾病导致心室充盈及(或)射血功能受损而引起的一组综合征。由于心室收缩功能减弱,射血功能受损,心排血量不能满足机体代谢的需要,器官、组织血液灌注不足,同时出现肺循环和(或)体循环淤血,临床表现主要是呼吸困难和无力从而导致体力活动受限和水肿。各种心血管疾病由于心脏长时间负荷过重,心肌受损及心脏收缩力减弱,都可导致心功能不全。临床表现不一。按心力衰竭发生过程可分为急性和慢性两种,按发生的部位可分为左心衰竭、右心衰竭和全心衰竭。

一、发病因素

　　各种原因导致心肌收缩力降低或心脏负荷过重,均可引起心力衰竭。

　　老年人常见的心力衰竭诱发因素如下:

　　(1)感染性疾病,其中以呼吸道感染占首位,而老年女性患者泌尿道感染也为常见诱发因素。

　　(2)过度体力劳动或情绪激动。

　　(3)心律失常,尤其是快速心律失常,如室上性心动过速、心房颤动、心房扑动等,缓慢性心律失常也不少见,如病态窦房结综合征、高度房室传导阻滞等。

　　(4)血容量增加,输液、输血及钠盐摄入量过多。

　　(5)原有心脏病变加重,冠状动脉供血不足,冠状动脉狭窄和血栓形成,引起心肌缺血。

　　(6)并发其他疾病,如严重的出血、贫血和甲状腺功能亢进。

　　(7)电解质紊乱和酸碱平衡失调。

　　(8)洋地黄药物应用不当,洋地黄治疗中断、量不足或过量。

　　(9)抑制心肌收缩力药物的影响,如 β 受体阻滞剂、某些抗心律失常药物。

　　(10)乳头肌功能失调、腱索断裂。

二、临床症状

(一)慢性心力衰竭

　　慢性心力衰竭是大多数心血管疾病的最终归宿,也是心血管疾病患者最主要的死亡原因。早期表现主要是由交感神经兴奋发挥代偿作用的过程中产生的症状,如心动过速、面色苍白、出汗等。心排出量减少致周围循环灌注不足,可引起倦怠、乏力和活动耐量减退等症状。当患者发生明显的心功能不全时,常发生循环淤血。临床上根据病变的心腔和淤血的部位,可分为左心衰竭、右心衰竭和全心衰竭。其中以左心衰竭开始较为多见,以后继发肺动脉高压,导致右心衰竭。单独的右心衰竭较为少见,见于肺火、肺动脉疾病及肺动脉瓣膜狭窄等。

1. **左心衰竭**

左心衰竭主要表现为肺循环淤血和心排血量降低。

(1)呼吸困难:这是左心衰竭最常见的症状,最初仅发生在进行重体力劳动时,休息可缓解,称为"劳力性呼吸困难"。随着病情的发展,呼吸困难出现在进行较轻的体力活动时,有的则表现为"阵发性夜间呼吸困难"。患者一般入睡并不困难,但在熟睡后,突然胸闷、气急,需被迫坐起。病情严重时,患者即使平卧休息也出现呼吸困难,被迫采取半卧位或坐位,称为端坐呼吸。重症可出现急性肺水肿,表现出极度的呼吸困难。

(2)咳嗽、咳痰、咯血:咳嗽是左心衰竭的主要症状之一,多在劳动时或夜间平卧时加重。因肺泡和支气管黏膜淤血所致,痰液呈白色泡沫样,有时带血而呈粉红色泡沫痰。

(3)其他症状:左心衰竭可出现发绀、夜尿增多、声音嘶哑等症状。脑缺氧时,还会出现倦怠、乏力,严重时有嗜睡、烦躁,甚至精神错乱等精神症状,严重病例可发生昏迷。

(4)检查体征:肺部出现湿啰音,心脏扩大,肺动脉瓣第二心音六进,舒张期奔马律。

2. **右心衰竭**

右心衰竭主要表现为体循环淤血。

(1)主要为多脏器持续充血而发生的功能改变,如食欲不振、恶心、呕吐、腹胀、便秘、尿少、肝区胀痛或出现黄疸等。

(2)心排血量减少、心肌缺血,将引起呼吸困难,常伴有乏力、疲乏、头昏、心慌等。

(3)颈静脉怒张是右心功能不全的较早期表现,肝颈静脉回流征阳性。

(4)水肿:为下垂性凹陷性水肿,发生在身体下垂部位,严重者可发展为全身水肿。

(5)胸水和腹水:胸水以右侧胸多见,腹水大多发生于晚期。

(6)肝大:肝大常伴有压痛,质地中等。持续性右心衰竭可引起心源性肝硬化,晚期可出现黄疸、肝功能受损及大量腹水。

(7)发绀:见于长期右心衰竭者,为静脉压增高,静脉血氧降低所致。

(8)晚期患者可发生营养不良、消瘦,表现出恶病质。

3. **全心功能不全**

此时,左右心功能不全的临床表现同时存在。但因右心功能不全,右心排血量减少,左心功能不全所致的肺淤血的表现反而有可能减轻或不明显。

4. **心功能分级**

心功能状态可根据患者的临床表现分为四级。

Ⅰ级:患者患有心脏病,但日常活动量不受限制,一般活动不会引起疲乏、心悸、呼吸困难或心绞痛。

Ⅱ级:心脏病患者的体力活动受到轻度的限制,休息时无自觉症状,但平时一般活动时可出现疲乏、心悸和呼吸困难或心绞痛。

Ⅲ级:心脏病患者体力活动明显受限,活动量小于平时一般活动即可引起上述症状。

Ⅳ级:心脏病患者不能从事任何体力活动,休息状态下也可出现心衰的症状,体力活动后加重。

(二)急性心力衰竭

急性心力衰竭指心脏在短时间内发生心肌收缩力明显降低或心室负荷加重而引起急性

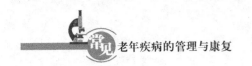

心排血量减少的临床情况。其中以急性左心衰竭最为多见,表现为肺水肿,患者突然出现严重呼吸困难、气急,每分钟呼吸频次可达 30～40 次,端坐呼吸,频频咳嗽,常咳出粉红色泡沫痰。发作时,患者出现严重的烦躁不安、面色苍白、口唇发绀、大汗淋漓、心率增快,血压在起始时可升高,以后可降低至正常水平或低于正常水平。两肺可闻及布满湿啰音和哮鸣音,颈静脉处于怒张状态。

三、治疗原则

(一)一般治疗

患者应注意休息,可取半卧位,双下肢下垂,予以高流量吸氧,保持大便通畅。另外,要防止情绪激动,控制输液速度和输液量,控制体重,控制钠盐摄入量,等等。这些对治疗和缓解心功能不全有重要意义。

(二)病因治疗

这包括对基本疾病的治疗,如对心肌梗死、心肌炎、高血压、先天性心脏病、甲状腺功能亢进、心包积液等疾病应进行积极治疗。

(三)药物治疗

1. 利尿剂

通过排钠、排水来减轻心脏的容量负荷,对缓解淤血症状、减轻水肿有十分显著的效果。对于慢性心衰患者,原则上利尿剂应长期维持,水肿消失后,应以最小剂量无限期使用。主要用呋塞米、螺内酯、氢氯噻嗪、氨苯蝶啶。应用利尿剂时应注意电解质变化,以免引起低钾血症或诱发痛风。

2. 血管紧张素转化酶抑制剂(ACEI)和血管紧张素Ⅱ受体拮抗剂(ARB)

其作用是抑制肾素—血管紧张素系统,扩张冠状动脉,改善心肌重塑。从小剂量开始应用,逐步至慢性期长期维持终生用药。主要有贝那普利、赖诺普利、依那普利、培哚普利、缬沙坦等。双侧肾动脉狭窄、高钾血症、低血压、血肌酐水平明显升高者不宜应用。

3. β 受体阻滞剂

病情稳定患者均应使用,可明显提高运动耐量以降低死亡率。心力衰竭情况稳定已无体液潴留后从小剂量开始,逐渐增加剂量,适量长期维持。主要有美托洛尔、比索洛尔、卡维地洛等。禁忌证为支气管痉挛性疾病、心动过缓、Ⅱ度或Ⅱ度以上房室传导阻滞。

4. 血管扩张剂

通过降低心脏前后负荷,以缓解心功能不全,常用有钙拮抗剂,如尼莫地平、尼群地平、硝普钠、硝酸甘油、硝酸异山梨酯等。

5. 强心剂

增强心肌收缩力,改善心脏功能。应根据病情选用强心剂,如充血性心力衰竭应首选洋地黄类药物。常用地高辛 0.25 mg 每日口服 1 次;紧急时可应用毛花苷 C 0.2～0.4 mg 加 5% 葡萄糖 20 mL 缓慢静脉注射。另外,可选用卡托普利 25 mg 每日 3 次口服;多巴胺、多巴酚丁胺 20～40 mg 静脉点滴等。

6. 镇静剂

对于心力衰竭烦躁患者,可肌肉注射 10 mg 吗啡或 10 mg 地西泮,每日 1～2 次,以保持镇定,减轻心脏的负担。

四、照护措施

(一)生活照护

1. 膳食管理

应摄入易消化、清淡的食物,要少食多餐。对于营养缺乏患者,应予以高蛋白、高维生素饮食,应限制热量、钠盐的摄入,多食用富含膳食纤维的食物,以利通便;戒除烟酒;可适当应用胡椒、醋、咖喱等调味品来改善食欲。

2. 环境管理

保持病房安静,病室温度适宜,以减少和规避任何不良刺激,协助生活照护,促进身心均达到舒适状态。

3. 休息

心衰患者应注意休息,休息可使身体各部分需要的血流量减少,心脏负荷大为减轻,可使心率减慢,冠状动脉供血增强,有利于心功能改善。心功能Ⅱ级,应限制体力活动,尤其应停止比较强的运动。心功能Ⅲ级,要严格限制一般体力活动,每天需要有充分的时间休息,进食、大小便等一般日常生活可自理,夜间睡眠应予以高枕。心功能Ⅳ级,应绝对卧床休息,体位以半卧位为宜,对严重的心力衰竭患者,应同时使双下肢下垂,减少静脉血回流。日常生活应有专人辅助及护理。但是,一般在心功能逐步改善过程中,应鼓励患者尽早下床活动。

(二)医疗照护

1. 病情监测

监测血压、呼吸、血氧饱和度、心率、心电图,检查电解质、血气分析等,记录 24 h 液体出入量,观察呼吸频率和深度、意识、精神状态、皮肤颜色及温度、肺部啰音的变化。

2. 对症护理

(1)吸氧:对有缺氧表现或由肺炎、急性心肌梗死等所致心衰者,应予以氧气吸入治疗,一般吸氧流量达 2～4 L/min,可改善患者的缺氧状况。

(2)排便的护理:用力排便时腹内压骤增,大量静脉血液回到心脏使心脏负荷增加。所以,应保持大便畅通,防止诱发心力衰竭或使心衰加重。通常可予以轻泻剂,如硫酸镁;如果需要灌肠,可给予小量灌肠,使用细肛管,插入 7～10 cm。患者不习惯在床上使用便盆时,可允许其使用床边便椅。

(3)难治性终末期心力衰竭患者的护理:鼓励患者表达内心感受,针对患者的实际情况提出照护建议,并且适当地与患者及家属交流沟通。根据患者情况遵照医嘱随时应用利尿剂,连续静脉滴注正性肌力药物,甚至使用抗焦虑药物、催眠药物等,尽力减轻患者的呼吸困难和临终前的痛苦。

3. 用药照护

严密观察药物所致的不良反应和临床成效。观察用药过程中及用药后的心率、血压、脉搏、呼吸、意识变化,观察药物的不良反应和临床疗效,及时发现因用药而引发的心律失常。

(1)血管紧张素转化酶抑制剂:主要不良反应包括咳嗽、低血压、头晕、肾损害、高钾血症、血管和神经性水肿等。在用药期间应监测血压,避免体位的突然改变,监测血钾水平和肾功能。若患者出现不能耐受的咳嗽或血管神经性水肿,应立即停止用药。

(2)利尿剂:遵照医嘱应用利尿剂,注意药物不良反应的观察和预防。如袢利尿剂和噻嗪类利尿剂最主要的不良反应是低钾血症,从而诱发心律失常或洋地黄中毒。所以,应监测血钾和观察有无乏力、腹胀、肠鸣音减弱等低钾血症的表现,同时多补充含钾元素丰富的食物,如鲜橙汁、西红柿汁、香蕉、无花果、葡萄干、马铃薯、菠菜、花菜等,必要时遵医嘱补充钾盐。口服补钾宜在饭后或将水剂与果汁同饮,以减轻胃肠道不适;外周静脉补钾治疗时,每 500 mL 液体中 KCl 含量不应超过 1.5 g。噻嗪类药物的其他不良反应主要包括胃部不适、呕吐、腹泻、高血糖、高尿酸血症等。氨苯蝶啶的不良反应涉及胃肠道反应、嗜睡、乏力、皮疹,长期用药可产生高钾血症,尤其是伴有肾功能减退、少尿或无尿者慎用。螺内酯的不良反应有嗜睡、运动失调、男性乳房发育、面部多毛等,肾功能不全及高钾血症者禁用。另外,非紧急情况下,利尿剂的应用时间选择早晨或日间为宜,避免夜间排尿过频而影响患者的休息。

(3)β 受体阻滞剂:主要不良反应有负性肌力作用、心动过缓和心脏传导阻滞、低血压等,应监测心率和血压,当心率低于 50 次/min,暂停给药。

(4)洋地黄:该药的用量个体差异很大,老年人、心肌缺血缺氧、重度心力衰竭、低钾低镁血症、肾功能减退等情况对洋地黄较敏感,使用时应严密观察患者用药后的反应。与奎尼丁、胺碘酮、维拉帕米、阿司匹林等药物合用,可增加中毒机会,在给药前应询问有无上述药物及洋地黄用药史。必要时监测血清地高辛浓度。严格按时、按医嘱给药,给药前数脉搏,当脉搏<60 次/min 或节律不规则,则应暂停服药。洋地黄中毒最重要的不良反应是各类心律失常,最常见者为室性期前收缩,多呈三联律或二联律,其他如房性期前收缩、心房颤动、房室传导阻滞等。胃肠道反应(如食欲下降、恶心、呕吐)和神经精神症状(如头痛、倦怠及视力模糊、黄视、绿视等)在用维持量给药时则相对少见。

4. 并发症监测

鼓励患者有效咳嗽,对久卧或体格虚弱者应协助其翻身、叩背,保持呼吸道通畅,以防肺部感染。注意有无洋地黄中毒,发现后立即停用洋地黄,低钾血症可口服或静脉补钾,停用排钾利尿剂,纠正心律失常。

(三)健康指导

指导患者进行自我病情监测:教会患者及家属观察判断病情,及时发现病情变化。每周测量体重,如体重增加,即使无水肿也应警惕心力衰竭。每日检查踝部有无水肿。若出现活动后气短或食欲减退、夜尿增多等,常提示心衰复发。夜间平卧位出现气短、咳嗽,表明心衰加重,应立即就医。教会患者自行测量脉搏,当脉搏在 60 次/min 以下时,应暂停服用 β 受体阻滞剂和地高辛,当发现体重或症状有变化时应及时就诊。叮嘱患者定期随诊,根据病情及时调整药物剂量并及早发现病情变化,防止病情进展。

(四)心理照护

教育家属给予患者积极的心理指导,帮助患者树立战胜疾病的信心,保持良好的情绪状态,积极配合治疗。患者精神上的放松也很重要,引导患者保持平静、乐观的心态,正确对待自身的疾病,可以通过阅读、谈话、听音乐等方式转移患者注意力,调节情绪,避免不良刺激和诱因。

五、预防及康复

1. 病因预防

病因预防是预防心力衰竭的关键,对原有心脏病的患者,应积极进行治疗。对老年患者积极开展高血压、冠心病的防治,如加强体育锻炼,合理膳食,戒除烟酒,预防肥胖,防止糖尿病等疾病的发生。老年性退行性心脏瓣膜病是引起老年患者心力衰竭的重要原因之一,老年人应注意劳逸结合,预防感染性疾病。如感染性心内膜炎、风湿性心脏病(风心病)的风湿活动等,应及时应用有效的抗生素来控制感染。

2. 诱因预防

治疗疾病的同时,要积极预防心力衰竭的诱因。心脏病患者发生心力衰竭常常有明显的诱因,避免和去除诱发因素,是预防心力衰竭的关键。

(1)劳逸结合:适当休息可降低新陈代谢,减轻心脏负担,作息要有规律,保证充足的睡眠时间。每天做一些轻度的体力活动和体育锻炼可增强体质,提高机体的抗病能力。平时避免急躁和发怒,消除有害的精神刺激,避免一切过度劳累的体力劳动。

(2)预防感染:上呼吸道感染是诱发心力衰竭的常见病因,照护老年患者时,应特别注意防止受凉感冒,对长期卧床的老年患者,要做好皮肤护理,防止坠积性肺炎、褥疮,平时要做好口腔照护,女性患者要预防泌尿系统感染。

(3)合理膳食:应摄入低热量、清淡、低盐、易消化、不胀气的饮食,每日少食多餐,不宜过饱,保证足量的蛋白质及钾的摄入。适当多食用粗纤维食物以利通便,并禁止食用刺激性食物,戒除烟酒。

(4)避免液体输入过多、过快:严格限制输入量,量出为入,液体滴速要慢,一般小于30滴/min。

(5)纠正电解质紊乱和酸碱平衡:老年患者因食欲不振或进食少,易发生低钾血症、低钠血症等电解质紊乱情况,所以,限制钠盐也不必太严格,以免影响食欲,造成脱水和低钠血症。

(6)迅速纠正心律失常:老年患者发生心律失常时,应积极配合医生,密切观察药物疗效,使之恢复正常的窦性心律,心率应控制在正常范围内。

(7)病情观察:除了观察血压、呼吸、心率外,还要经常询问患者的自觉症状,有无心悸、咳嗽、劳力性呼吸困难、夜间阵发性呼吸困难、食欲减退、腹胀、水肿和尿量减少等症状,并定期进行血、尿及生化检查。

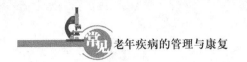

◆学习单元二 呼吸系统常见病的管理与康复

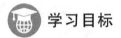 学习目标

◎知识目标：
①熟悉老年呼吸系统常见病的发病因素、临床表现、并发症。
②掌握老年呼吸系统常见病的预防与照护保健知识。
③了解老年呼吸系统常见病的治疗原则，正确指导患病老年人用药。
◎能力目标：
①能够做好预防老年呼吸系统常见病的工作。
②能够为患有呼吸系统常见病的老年人制订合理的照护计划。
③能够根据病情选择合理的护理技术并正确实施。
④能够对老年人进行呼吸系统常见病健康指导。
⑤具有关爱、尊重患病老年群体的职业素养和团队协作精神。

➡ 总　　述 ⬅

呼吸系统由肺脏和呼吸道组成。肺脏是实现气体交换的器官。临床上通常将鼻腔、咽部、喉部统称为上呼吸道，将气管和各级支气管统称为下呼吸道。呼吸系统的功能是完成外呼吸，实现血液与外界环境的气体交换。呼吸是人体生存必不可少、不能间断的生理活动。

呼吸系统疾病是我国常见病和多发病。2006年全国统计数据显示，呼吸系统疾病（不包括肺癌）在城市的死亡病因中占据第四位，在农村中占据第三位。而各种疾病，包括非典型肺炎、获得性免疫缺陷综合征（艾滋病）、禽流感、癌症、心脑血管疾病、免疫性疾病、肾脏疾病及血液病等最终往往都可累及肺脏，引起肺部感染，甚至死亡。

影响呼吸系统疾病的主要相关因素涉及：大气污染和吸烟、吸入性变应原增加、肺部感染病原学的变异和耐药性的增加。

呼吸系统疾病的症状囊括咳嗽、咳痰、咯血、发热、呼吸困难、胸部疼痛，由于病变的性质、范围不同，胸部体征可完全正常或出现明显异常。检查包括血液检查、痰液检查、影像学检查（包括X线和CT）、支气管镜和胸腔镜、超声检查、呼吸功能测定，必要时可以做肺活体组织检查。

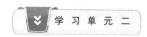

老年群体随着年龄的增长,呼吸系统会发生一系列的老化现象,加之骨骼肌的老化及空气中有毒有害气体和病原微生物的刺激,老年群体的呼吸系统功能受到极大损伤,发生呼吸系统疾病,严重时可影响老年人的日常生活,甚至诱发死亡。

子单元一 急性上呼吸道感染及急性气管—支气管炎的管理与康复

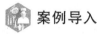 **案例导入**

▲**患者**:女性,56 岁。

▲**主诉**:流涕、咳嗽、咳痰 3 天,发热半天。

▲**现病史**:3 天前洗澡着凉后出现咳嗽、咳白色黏液痰,伴有清涕、咽喉肿痛,未给予治疗,今日出现咳嗽、咳痰加重,并出现恶寒、发热,体温高达 39℃左右,伴有全身疼痛、头部胀痛。

▲**既往史**:体健,无肺结核病史。吸烟史 18 年,每日 1 包。否认药物过敏史。

▲**体格检查**:体温(T)39 ℃,脉搏(P)95 次/min,呼吸频率(R)22 次/min,血压(BP)132/84 mmHg。

神志清楚,发育正常,精神萎靡,呼吸急促,咽喉红肿,双侧扁桃体未明显增大,双侧肺部闻及较为明显的呼吸音,双侧肺部可闻及散在的干湿啰音,心律平整,心率 95 次/min,腹部平软,肝脏和脾脏未及,双侧下肢未出现明显水肿。

▲**实验室检查**:白细胞 $15.3×10^9$/L,中性粒细胞 92%。

▲**胸部 X 线检查**:双侧肺部出现明显肺纹理,且纹理增粗、紊乱。

▲**任务**:①为该名患者拟订完善的照护方案。

②为该名患者拟订具体的健康宣教策略。

▲**任务描述**:

上呼吸道感染是人类常见的传染病之一,多发生于冬春季节,多为散发,且可在气候突变时小规模流行。而急性气管—支气管炎多为散发,无流行倾向,常发生于寒冷季节或气候突变时,也可由急性上呼吸道感染迁延不愈所致。老年人和免疫功能低下者易感染,发病率较高,不仅对患者的生活与工作产生负面影响,而且会产生并发症,比如肺炎,若任病情发展,最终可进展为呼吸衰竭。所以,管理与康复工作已成当务之急。要求做好上呼吸道感染及急性气管炎老年患者的照护工作,了解发病因素,掌握临床表现、并发症,熟悉治疗方案及预后转归,能够为该患者拟订科学合理的照护策略,并能顺利开展健康宣教策略。

▲**任务实施**:

①将每 5 人视为一个小组,全班开展讨论。

②以小组为单位,对老年急性上呼吸道感染患者的管理与康复相关知识进行自学,并对案例内容进行讨论及分析。

③各小组派出代表,将各自的自学、讨论结果进行展示。

▲**任务总结**:

①教师对各小组讨论结果进行点评及分析。

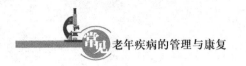

②教师对任务描述中的相关内容进行总结。

 知识链接

　　急性上呼吸道感染（Acute upper respiratory tract infection）简称上感，又称感冒。是包括鼻腔、咽或喉部急性炎症的总称。广义的上感不是一个疾病诊断，而是一组疾病，包括普通感冒、病毒性咽炎、喉炎、疱疹性咽峡炎、咽结膜热、细菌性咽—扁桃体炎。狭义的上感又称普通感冒，是最常见的急性呼吸道感染性疾病，多呈自限性，但发生率较高。成人每年发生2～4次。全年皆可发病，冬春季较多。

　　急性气管炎（Acute tracheobronchitis）是由生物、物理、化学刺激或过敏等因素引起的急性气管—支气管黏膜炎症。多为散发，无流行倾向，年老体弱者易感。临床症状主要为咳嗽和咳痰。常发生于寒冷季节或气候突变时。也可由急性上呼吸道感染迁延不愈所致。

一、急性上呼吸道感染的管理与康复

　　急性上呼吸道感染简称上感，为外鼻孔至环状软骨下缘包括鼻腔、咽部或喉部急性炎症的概称。主要病原体是病毒，少数是细菌。主要通过患者含有病毒的飞沫经空气传播，或经污染的手和用具接触传播。全年都可发病，冬春季节多发，多为散发。但是，常在气候突变时流行。由于病毒的类型较多，人体对各种病毒感染后产生的免疫力较弱且短暂，病毒间也无交叉免疫，健康人群也可携带病毒，故可反复发病。

（一）发病原因和机制

1. 病毒感染

　　约有70％～80％的急性上呼吸道感染由病毒引起，主要有鼻病毒、冠状病毒、腺病毒、流感和副流感病毒及呼吸道合胞病毒、埃可病毒和柯萨奇病毒等。

2. 细菌感染

　　约有20％～30％的急性上呼吸道感染是由细菌引起的，细菌感染可直接侵入或继发于病毒感染之后，以溶血性链球菌最为多见，其次为肺炎球菌、葡萄球菌、流感嗜血杆菌，偶为革兰氏阴性菌。

3. 机体抵抗力降低

　　在人体受凉、淋雨、气候突变或过度疲劳时，呼吸道局部抵御功能降低，使原已存在于上呼吸道或从外界侵入的病毒或细菌迅速繁殖，引起疾病。尤其是年老体弱或患有慢性呼吸道感染者，如鼻窦炎、扁桃体发炎者，更易诱发。

（二）临床表现

1. 普通感冒

　　普通感冒由病毒感染引起，俗称"伤风"，又称急性鼻炎或上呼吸道卡他。以鼻咽部卡他症状为主要表现。潜伏期短（1～3天），起病较急。初期咽喉干燥、瘙痒，继之出现喷嚏、鼻塞、流清水样鼻涕症状,2～3 天后分泌物变稠。可伴有咽喉肿痛,有时由于咽鼓管发炎,会出现听力减退;也可出现流泪、声音嘶哑、味觉迟钝、咳嗽或少量黏液痰等。一般无发热及其他全身症状,或仅有低热、轻度头痛、全身不适等症状。检查可见鼻腔黏膜充血、水肿、有分泌物,咽部轻度充血。如无并发症,一般经 5～7 天痊愈。

2. 病毒性咽炎和喉炎

病毒性咽炎和喉炎由病毒感染引起。急性病毒性咽炎表现为咽部发痒和灼热感,局部疼痛不明显,偶有咳嗽,可有发热和乏力。急性病毒性喉炎常有发热,临床特征为声音嘶哑、说话困难、咽喉肿痛、咳嗽、咳痰时喉部疼痛。体检时可见咽喉部水肿、充血,局部淋巴结轻度肿大和触痛,有时可闻及喘息声。

3. 急性疱疹性咽峡炎

急性疱疹性咽峡炎多由柯萨奇病毒 A 引起。表现为明显的咽喉肿痛、发热,病程约为 1 周。查体可见咽喉部明显充血,软腭、腭垂、咽部和扁桃体表面有灰白色疱疹及表浅溃疡,周围伴红晕。多发于夏季,多见于儿童,偶见于成人。

4. 急性咽结膜炎

急性咽结膜炎主要由腺病毒、柯萨奇病毒等引起。表现为发热、咽部肿痛、畏光、流泪、咽部及结膜明显充血。病程 4～6 天,多发于夏季,由游泳传播,儿童多见。

5. 急性咽—扁桃体炎

急性咽—扁桃体炎多由溶血性链球菌感染引起。起病急,咽部疼痛明显,吞咽时症状明显加剧,伴畏寒、发热,体温可达 39 ℃以上。体检可见咽部明显充血,扁桃体充血肿大,表面有黄色脓性分泌物,有压痛。肺部不出现异常体征。

(三)并发症

急性上呼吸道感染可并发急性鼻窦炎、中耳炎、气管—支气管炎。部分患者可继发风湿性疾病、肾小球肾炎、心肌炎等。

(四)治疗原则

1. 对症治疗

病情较重或年老体弱者应卧床休息,戒烟,多饮水,室内保持空气流通。如有发热、头痛,可选用解热镇痛药。咽部疼痛可应用消炎喉片、咽含片和六神丸等。

2. 抗菌药物治疗

目前已明确普通感冒无须使用抗菌药物,除非有白细胞升高和流鼻涕等细菌感染证据,可选用适当抗菌药物,如青霉素、大环内酯类等,病毒感染一般不采用抗菌药物。

3. 抗病毒类药物治疗

如无发热,免疫功能正常,发病时间超过 2 天一般无须应用。对于免疫缺陷患者,可早期常规使用。利巴韦林和奥司他韦有较广的抗病毒谱,对病毒有较强的抑制作用,可缩短病程。

4. 中药治疗

具有清热解毒和抗病毒作用的中药亦可选用,有助于改善症状,缩短疗程,如板蓝根冲剂、清开灵等。

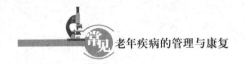

二、急性气管—支气管炎的管理与康复

急性气管—支气管炎是由病毒、细菌感染、生物、物理、化学刺激或变态反应引起的气管—支气管黏膜的急性炎症。常见于寒冷季节或气候突变时,是呼吸系统常见病。

(一)发病原因和机制

1. 微生物

病原体与上呼吸道感染类似。常见病毒为腺病毒、流感病毒、冠状病毒、鼻病毒、单纯疱疹病毒、呼吸道合胞病毒和副流感病毒,常见的细菌为肺炎链球菌、流感嗜血杆菌、卡拉莫拉菌等,近年来衣原体和支原体感染明显增加,在病毒感染的基础上继发细菌感染亦较为多见。

2. 物理、化学因素

过冷的空气、粉尘、刺激性气体或烟雾(如二氧化硫、氨气等)的吸入,对气管—支气管黏膜急性刺激亦可引起急性气管—支气管炎。

3. 变态反应(过敏反应)

常见的致病原因有多种,如花粉、有机粉尘、真菌孢子、动物皮毛和排泄物等的吸入,钩虫、蛔虫的幼虫在肺内移行;对细菌蛋白质的过敏,引起气管—支气管的过敏性炎症反应,亦可导致本病。

(二)临床表现

起病较急,常先有急性上呼吸道感染症状,如鼻塞、流涕、打喷嚏、咳嗽等。若炎症累及气管、支气管黏膜,则出现咳嗽,先为干咳或有少量黏液性痰,后可转为黏液脓性痰,痰量增多,咳嗽加剧,偶可见痰中带血,咳嗽和咳痰可延续2~3周才消失。全身症状较轻,可有轻度畏寒、发热、乏力、肌肉酸痛等,可自行缓解。听诊两肺呼吸音增粗,散在干、湿性啰音。若有支气管痉挛,可出现程度不等的胸闷气促。如迁延不愈,日久可演变为慢性支气管炎。

(三)治疗原则

1. 对症治疗

咳嗽加剧而无痰时,可用右美沙芬、咳必清镇咳治疗;痰液黏稠,不易咳出时,可用盐酸氨溴索(沐舒坦)、溴己新(必咳平)、氯化铵化痰,也可雾化帮助祛痰,或选用中成药止咳祛痰,如川贝枇杷膏;如支气管痉挛出现气促,可给予解痉平喘药物(如氨茶碱、丙卡特罗等)缓解支气管平滑肌痉挛;高热患者可用对乙酰氨基酚、赖氨酸阿司匹林等解热对症处理。

2. 抗菌药物治疗

有细菌感染证据时应及时应用。根据感染严重程度,可选用适当抗菌药物口服或注射治疗,如青霉素、红霉素、头孢菌素或其他敏感抗生素。少数患者需要根据病原体培养结果指导用药。

三、照护措施

1. 生活照护

(1)环境:保持室内空气清新,通风换气,室温保持在 18～22 ℃,绝对湿度为 50%～60%。

(2)饮食:患者常食欲不振、消化不良,故应给予清淡、易消化的高热量、高维生素、低脂肪的流质或半流质的饮食。适量饮水以利于痰液稀释,多吃蔬菜、水果,既可补充足量的维生素,又可预防便秘。摄入足够的水、盐,必要时遵医嘱予以静脉输液,以补充因体表和呼吸道水分过多散失而导致的体液丢失,维持体液平衡。对心脏病患者或老年人应注意控制补液速度。

(3)休息:适当休息,不要过于劳累,发热患者应以卧床休息为主。

2. 医学照护

(1)病情观察:监测患者的生命体征、热型、意识状态、尿量变化及有无发绀。重点观察老年人和久病体弱者的病情变化。

(2)对症处理:当发烧体温超过 39 ℃时,可进行物理降温,比如头部冷敷、乙醇或温水擦浴、4℃冷盐水灌肠等。必要时遵医嘱应用药物降温,在 30 min 后继续观察降温效果并做好记录。患者寒战时刻利用热水袋进行保暖。患者退热时通常会大汗淋漓,应及时擦拭其汗液,更换衣服及被褥等,及时做好补水工作。监测体温,避免高热所致的脱水和休克等病症。做好对咳嗽、咳痰患者的照护工作,鼓励及协助患者开展有效咳嗽、咳痰,根据病情予以超声雾化及翻身叩背等措施,必要时应进行吸痰处理。

(3)用药管理:指导患者按时服药,注意监测药物所致的毒副作用及临床效果。待用药 72h 后,若患者的病情毫无改善,则应及时向医生汇报并做好对应处理。头孢类药物会引起人体出现皮疹、发热、过敏性休克,喹诺酮类药物偶见皮疹、恶心等,大环内酯类药物会引起胃肠道不适反应,氨基糖苷类药物可引起肾毒性、耳毒性,老年人或肾功能减退者可出现头晕、耳鸣、唇舌麻木等不适症状。

(4)口腔管理:强化口腔管理。上呼吸道感染时,患者常因唾液量分泌减少、机体抵抗能力下降而引起口腔黏膜损害或局部感染,应鼓励患者勤漱口,保持口腔部位的舒适和湿润。

(5)防止交叉感染:应注意隔离患者,减少探视频次,避免交叉感染事件的发生。患者咳嗽或打喷嚏时,应避免对着他人。患者使用的痰盂或餐具等用具,应按照医院的统一规定,做好回收,并将其焚烧丢弃。

(6)并发症预防与管理:药物治疗后症状不缓解,或出现耳鸣、耳痛、外耳道流脓等中耳炎症状,或恢复期出现胸闷、心悸、眼睑浮肿、腰酸或关节痛等风湿热表现,应及时就诊。

3. 健康指导

(1)指导老年人预防疾病:流感季节要积极参加体育锻炼,强化机体的体质水平,预防机体对疾病的易感性。根据患者情况选择合适的体育运动,如健身操、跑步、太极拳等;可增加耐寒训练,如冷水洗脸、冬泳等。谨慎增减衣物,注意保暖,避免受凉。尽可能少去室内公共场所,避免交叉感染。可以接种流感疫苗,也可应用板蓝根、野菊花、桑叶等中草药熬汤饮用。改善劳动卫生,减少空气污染。过敏患者要避免接触过敏源。戒除吸烟习惯,指导患者

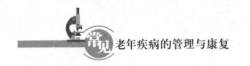

行腹式呼吸锻炼,以利于改善通气功能。

(2)疾病知识教育:了解上呼吸道感染和急性气管—支气管炎的症状体征,出现问题及时就医。

(3)指导患者开展自我病情监测:监测体温。注意多饮水,预防脱水。

<h1 style="text-align:center">予单元 肺炎的管理与康复</h1>

案例导入

▲**患者**:女性,65 岁。

▲**主诉**:咳嗽、咳痰 2 天,发热 3 天。

▲**现病史**:2 周前着凉后出现咳嗽,咳白色黏液痰,伴有清涕、咽喉肿痛,未给予治疗。今日出现咳嗽、咳痰加重,并出现恶寒、发热,体温高达 39℃左右,伴有全身疼痛、头部胀痛。

▲**既往史**:高血糖病史 5 年,无肺结核病史。吸烟史 28 年,每日 1 包。否认药物过敏史。

▲**体格检查**:体温(T)39.2 ℃,脉搏(P)94 次/min,呼吸频率(R)21 次/min,血压(BP)130/85 mmHg。

神志清楚,发育正常,精神萎靡,呼吸急促,咽喉红肿,双侧扁桃体未明显增大,双侧肺部闻及较为明显的呼吸音,双侧肺部可闻及散在的干湿啰音,心律平整,心率 95 次/min,腹部平软,肝脏和脾脏未及,双侧下肢未出现明显水肿。

▲**实验室检查**:白细胞 $15.3×10^9$/L,中性粒细胞 92%。

▲**胸部 X 线检查**:双侧肺部出现明显肺纹理,且纹理增粗、紊乱。

▲**任务**:①为该名患者拟订完善的照护方案。

②为该名患者拟订具体的健康宣教策略。

▲**任务描述**:

肺炎是常见的感染性疾病,对老年人的健康威胁极大,发病率和病死率都很高。其原因与社会人口老龄化、吸烟、伴有基础疾病和免疫功能低下等密切相关,如慢性阻塞性肺疾病、心力衰竭、肿瘤、糖尿病、尿毒症、神经疾病、获得性免疫缺陷综合征(艾滋病)、久病体衰、大型手术、应用免疫抑制剂和器官移植等,上述情况往往最终因肺炎而加重或因肺炎死亡。因此,做好老年肺炎患者的照护工作非常重要,需要了解肺炎的发病因素,掌握临床表现、并发症,熟悉治疗方案及预后转归,能够为肺炎患者制订合理的照护方案,开展健康教育等。

▲**任务实施**:

①将每 5 人视为一个小组,全班开展讨论。

②以小组为单位,对老年肺炎患者的管理与康复相关知识进行自学,并对案例内容进行讨论及分析。

③各小组派出代表,将各自的自学、讨论结果进行展示。

▲**任务总结**:

①教师对各小组讨论结果进行点评及分析。

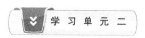

②教师对任务描述中的相关内容进行总结。

 知识链接

肺炎是指终末气道、肺泡和肺间质的炎症,可由微生物、理化因素、免疫损伤、过敏及药物所致。细菌性肺炎是最常见的肺炎。其病变范围可能局限于多个小叶,一至几个肺段,一个或数个大叶,因而有小叶(支气管)性肺炎、节段性肺炎、大叶性肺炎的区别。如其炎症渗出物主要在肺泡间隔等部位,则称为间质性肺炎。

一、发病原因

老年人的肺炎,可能是非感染性的,但绝大多数是感染性的,以细菌为主,或病毒感染合并细菌感染。多数情况下细菌被误吸入肺部,因其数量少,宿主的防御机制能够处理。在免疫能力减退的老年人身上则易引起肺炎。支原体肺炎在老年患者中较少见。细菌感染类则以革兰氏阳性球菌居多,且多为混合性细菌感染。但是革兰氏阴性杆菌也很多见,特别在体弱的老年患者中更是。由于 20 世纪 80 年代后广谱抗生素的广泛应用,免疫抑制剂、抗癌药物及各种介入性治疗的开展,扰乱了体内菌群的平衡,使一些非致病菌成为机会致病菌,且多数具有耐药性,治疗较为困难。某些物理、化学和过敏因素亦可引起肺炎。放射线也可损伤软组织,发生炎性反应。另外,各种原因所致的吞咽困难常引起误吸,这也是诱发肺炎的原因之一。

二、肺炎分类

肺炎可根据病因或解剖学进行分类。

(一)病因分类

1. 细菌性肺炎

引起细菌性肺炎的常见菌包括金黄色葡萄糖球菌、肺炎链球菌、肺炎克雷白杆菌、溶血性链球菌、流感嗜血杆菌、铜绿假单胞菌等。

2. 病毒性肺炎

引起病毒性肺炎的常见病毒种类包括冠状病毒、流感病毒、腺病毒、呼吸道合胞病毒、麻疹病毒、巨细胞病毒、单纯疱疹病毒等引起的肺炎。

3. 非典型病原体所致肺炎

非典型病原体所致肺炎包含军团菌、衣原体和支原体等引起的肺炎。

4. 肺真菌病

肺真菌病包含白色念珠菌、隐球菌、曲霉菌、肺孢子菌等引起的肺炎。

5. 其他病原体所致的肺炎

理化因素所致肺炎包含放射性损伤所致的放射性肺炎,胃酸吸入所致的化学性肺炎,对吸入或内源性脂类物质产生炎症反应的类脂性肺炎等。

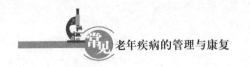

(二)解剖分类

1. 大叶性肺炎

大叶性肺炎主要由细菌感染所致,致病菌多为肺炎链球菌。典型表现为肺实质炎症,可累及肺叶或肺段。

2. 小叶性肺炎

小叶性肺炎常继发于支气管炎、支气管扩张、上呼吸道病毒感染后及长期卧床的危重患者。其病原体包含肺炎链球菌、葡萄球菌、病毒、真菌、支原体等,炎症累及细支气管、终末细支气管和肺泡,常发生于肺小叶。

3. 间质性肺炎

间质性肺炎以肺间质炎症为主,可由细菌支原体、衣原体、病毒或卡氏肺孢子虫等引起。炎症累及支气管壁、支气管周围间质组织及肺泡壁。呼吸道症状较轻,异常体征较少。本病大部分预后良好,免疫功能低下者预后较差,其主要死因为感染性休克。

三、临床表现

1. 葡萄球菌肺炎

葡萄球菌肺炎常发生于存在基础疾病的患者身上,如糖尿病、血液病、获得性免疫缺陷综合征(艾滋病)、慢性肝病或原有支气管肺疾病者。起病多急骤,可有寒战、高热、胸痛、咳嗽、咳痰,痰液多为脓性,量多,带血丝或呈粉红色乳状,常伴有头痛、全身肌肉酸痛、乏力等。病情严重者早期即可出现恶心、呕吐、腹泻、腹胀、烦躁不安、神志模糊、谵妄,甚至昏迷等周围循环衰竭症状。院内感染者通常起病较为隐匿,体温逐渐上升,且有脓痰。

2. 肺炎链球菌肺炎

肺炎链球菌肺炎由肺炎链球菌引起,多有病毒感染、疲劳、精神刺激史,半数病例会有数日的上呼吸道感染的先驱症状。起病多急骤,以高热,伴寒战,体温高达39~40℃,咳嗽,血痰及胸痛为特征,X线胸片呈肺段或肺叶急性炎性实变。老年人或应用肾上腺皮质激素者,发热可不高但病情严重。患者感觉全身肌肉酸痛,患侧胸部疼痛,可放射到肩部、腹部。咳嗽,痰少,可带血丝或呈铁锈色。胃纳锐减,偶有恶心、呕吐、腹痛或腹泻,但多伴有便秘。患者呈急性病容,面颊绯红,皮肤干燥,口角和鼻周可出现单纯性疱疹。当肺炎广泛,出现低氧血症,表现为气急、发绀。心率增快,有时心律不齐,感染加重可伴有休克和神经症状,如神志模糊、烦躁不安、嗜睡、昏迷等,应密切观察。

3. 肺炎杆菌肺炎

肺炎杆菌肺炎又称克雷白杆菌肺炎,是由肺炎克雷白杆菌引起的急性肺部炎症,多见于老年营养不良、慢性酒精中毒、已有慢性支气管—肺疾病和全身衰竭的患者。本病起病急骤,有高热、咳嗽、痰液多、胸痛,可有发绀、气促、心悸、畏寒,早期可出现虚脱。临床表现类似严重的肺炎球菌肺炎,但痰液黏稠,量多,带血,老年体质衰竭患者出现急性肺炎,中毒性症状通常较为严重,且伴有黏稠痰者须考虑本类肺病。

4. 肺炎支原体肺炎

肺炎支原体肺炎一般起病较为缓慢,患者以儿童及青少年居多,老年人偶可见到。起病初可有乏力、头痛、咽痛、咳嗽、发热、食欲不振、腹泻、肌肉酸痛等表现。2~3天后出现明显

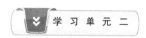

的呼吸道症状,如阵发性刺激性咳嗽,咳少量黏液痰,有时痰液中带血。发热可持续 2～3 周,多无胸痛,约有 1/3 病例症状不明显。

5.病毒性肺炎

病毒性肺炎临床症状通常较轻,与支原体肺炎的症状相似。起病较急,发热、头痛、全身酸痛、乏力等较为明显,逐渐出现咳嗽、咳少量白色黏液痰、咽喉肿痛等呼吸道症状,少有胸痛。婴幼儿及老年人易发生重症病毒性肺炎,表现为呼吸困难、发绀、嗜睡、精神萎靡,严重者可发生休克、心力衰竭、呼吸衰竭等并发症。

四、治疗原则

针对老年人抵抗力薄弱与肺净化系统功能衰退的特点,肺炎一旦确诊,应立即采取综合措施,积极治疗。

(一)抗菌药物的应用

抗感染治疗是肺炎治疗的最主要环节。需早期、足量、联合用药,疗程应适当延长。肺炎链球菌肺炎首选青霉素 G;如果青霉素过敏,可选用红霉素、林可霉素等。葡萄球菌肺炎首选半合成青霉素或头孢菌素。肺炎杆菌肺炎首选氨基糖苷类抗生素,如庆大霉素、妥布霉素等,哌拉西林与氨基糖苷类联合效果亦佳。肺炎支原体肺炎首选红霉素,亦可选用多西环素、克拉霉素和氟喹诺酮类。病毒性肺炎原则上不用抗菌药物,明确合并感染方可选用,可应用抗病毒药,如利巴韦林、阿昔洛韦等。重症肺炎的治疗首先应选择广谱的强力抗菌药物,并应足量、联合用药。应根据细菌药物敏感试验结果随时调整,用药过程中注意过敏反应,如肝、肾功能损害及耳毒性等不良反应。抗菌药物疗程一般为 5～7 天,或在退热后 3 天停药。

(二)稀释痰液及排痰

引流痰液是控制感染的关键,一方面可指导老年人多饮水,使痰液稀释;另一方面,可指导老年人口服祛痰剂及雾化治疗,卧床患者定时翻身、叩背、鼓励咳嗽,以促进排痰。

(三)支持疗法

患者应注意卧床休息,补充足够的蛋白质、热量和维生素等。观测体温、呼吸、心率、血压及尿量,注意可能发生的休克。有明显胸痛时,可用止痛剂,如可卡因 15 mg,可予以缓解。尽量不用阿司匹林或其他退热剂,以免大量出汗,如高热必须使用,则要保证补充足够水分,避免脱水。水分摄入要充足,每日饮水 1000～2000 mL,轻症患者可不予以常规输液,明确有脱水者,可输液治疗。中等或重症患者或有 CO_2 潴留的患者,应给予吸氧。如失眠或烦躁不安,可服用地西泮 5mg,不用抑制呼吸的镇静剂。

(四)积极预防并治疗各种并发症

这亦是治疗成功的关键之一。

五、照护措施

(一)生活照护

(1)环境管理:室内应阳光充足、空气新鲜。室内每日通风 2 次,每次 15～30 min,但要注意避免患者受凉。病房环境保持清洁、整齐、安静和舒适,并限制探视。病室环境及用具按规定消毒,室温应保持在 18～20 ℃,湿度在 55％～60％为宜,以防止空气过于干燥而降低气管纤毛运动的功能,从而导致排痰不畅。

(2)饮食管理:及时补充营养和水分。高热时肠胃消化吸收能力降低,机体分解代谢增加,碳水化合物、蛋白质、脂肪及维生素等营养物质消耗增多,故应给予高热量、高蛋白、维生素丰富、易消化的流质或半流质饮食。鼓励患者多饮水,每日摄水量应在 2000 mL 以上。高热、暂不能进食者则需要静脉补液,但须注意控制滴速,以免引起肺水肿。

(3)休息管理:急性期要强调卧床休息的重要性,尤其对于体温尚未恢复正常的患者。卧床休息可以减少组织耗氧量,利于机体组织的修复。协助患者取半卧位,以增加通气量,减轻呼吸困难。

(二)医学照护

(1)生命体征监测:对于已患病的老人,要细心观察体温、呼吸、脉搏、血压等生命体征。重症肺炎不一定有高热。

(2)保持呼吸道通畅,纠正缺氧:观察咳嗽、咳痰的程度,痰液的性质等病情变化。鼓励患者咳嗽,协助翻身、叩背及深呼吸运动,促进排痰。对于有呼吸困难、发绀者给予半卧位,及时吸氧。

(3)用药管理:督促患者按时服药,注意观察抗菌疗效和毒副作用。头孢类可出现发热、皮疹、过敏性休克,喹诺酮类偶见皮疹、恶心等,大环内酯类有胃肠道反应,氨基糖苷类有耳毒性、肾毒性,故老年人或肾功能减退者应特别注意耳鸣、头晕、唇舌麻木等不良反应。

(4)缓解疼痛:胸痛患者宜采取患侧卧位,亦可在呼气状态下用宽胶布固定患侧胸部,通过减少患侧呼吸幅度来减轻局部疼痛。对早期干咳而胸痛明显者,可遵医嘱使用镇咳剂治疗,如可卡因等。有明显胸痛者,可用少量止痛剂,如吗啡,以缓解疼痛。

(5)保持口腔、皮肤的清洁:高热时,由于水分消耗过多及胃肠道消化吸收障碍,导致体液不足。唾液分泌减少,引起口腔黏膜干燥、口唇干裂,出现疱疹、炎症甚至口腔溃疡。因此,应定时清洁口腔,保持口腔的清洁湿润。在清晨、餐后及睡前协助患者漱口,口唇干裂可涂润滑油保护。口唇长疱疹者局部涂抗病毒软膏,防止继发感染。患者退热时,出汗较多,应勤换床单、衣服,保持皮肤干燥、清洁。

(6)对症干预:寒战时要注意保暖,适当增加被褥。高热时予以物理降温,如温水、乙醇擦浴,头戴冰帽,头部或大动脉走行处冰袋冷敷,冷(温)盐水灌肠等措施。降温措施实施30min 后应观察、记录降温效果。必要时可遵医嘱应用药物降温,如阿司匹林、对乙酰氨基酚,并注意观察药物副作用。同时补充足够水分,避免脱水。对烦躁不安、谵妄者可按医嘱予以地西泮、水合氯醛等镇静剂。

(7)并发症预防与处理:密切监测患者的生命体征和病情变化,当患者出现高热骤降至常温以下、脉搏细速、脉压变小、呼吸浅快、烦躁不安、面色苍白、肢体发冷、尿量减少(每小时小于 30mL)等早期休克征象时,应注意并发感染性休克,并及时通知医生,准备药品,配合抢救。

(三)健康指导

(1)疾病知识宣教:向患者告知肺炎的基本知识,使其了解肺炎的病因、诱因和病程,以便减轻心理反应,配合治疗。对于老年肺炎的防治,有效控制感染和促进排痰、保持呼吸道通畅是关键。应告知患者勤翻身拍背的重要性,取得患者及家属的理解和配合。对于意识清楚的患者,尽量鼓励其自行翻身、在床上活动。对于上肢肌力正常的患者,可以让其用上肢支撑坐起,做些力所能及的活动,如吃饭、洗漱、穿衣服、功能锻炼等。上肢肌力稍差的患者,可以利用吸管吸水或漱口。

(2)指导老年人预防疾病:鼓励患者多摄入营养食物,保证机体获得充足的睡眠时间,避免过度劳累,生活有规律,劳逸结合。房间应有良好的通风,以减少空气污染。平时应注意锻炼身体,加强耐寒锻炼,并制订实施锻炼计划,预防上呼吸道感染。要注意天气变化,随时增减衣物。避免受凉、淋雨、吸烟、酗酒等诱发因素。对年老体弱和免疫功能减退者,如患糖尿病、慢性肺病、慢性肝病者,有条件时可注射流感疫苗或 23 价肺炎球菌多糖疫苗,有感染征象时及时就诊。

(3)指导患者进行自我病情监测:急性期每 3～5 天复诊 1 次,恢复期每隔 1～2 周复诊1 次;有高热不退、气急加重、口唇发绀等,要随时来院复诊。经常改变体位,翻身叩背,咳出气道痰液,有感染征象时及时就诊。遵医嘱按时服药,防止自行停药或减量,定期随访。

(四)心理管理

老年肺炎患者多伴有其他各种疾病,常情绪低下,精神紧张,要重视心理管理,给予安慰鼓励,使其积极配合治疗。

六、预防及康复

老年人肺炎由于其特殊性,护理人员应重视,做到早期发现、早期诊断,预防老年人肺炎的发生,降低发病率及死亡率。

(1)肺炎发病以冬春季为多,这与呼吸道病毒感染流行有一定关系。患者多先有轻度上呼吸道病毒感染,而后细菌在肺泡内繁殖。应尽量避免老年人淋雨受寒、疲劳醉酒、精神刺激、病毒感染等诱发因素。

(2)天气变化时,添减衣物要适当,尽量避免到公共场所,必要时可戴口罩,家中其他成员患上呼吸道感染时,室内可用醋熏蒸等。

(3)平时加强身体锻炼,增强体质。减少危险因素,如吸烟、酗酒。对长期卧床的老年人要定时协助其翻身叩背,防止坠积性肺炎的发生。

(4)对于老弱体衰和免疫功能减退及患有其他疾病者,应积极治疗其他疾病,采取有效措施提高老人的免疫功能,也可注射肺炎疫苗进行预防。

(5)老年人肺炎多起病隐匿,常无明显咳嗽、咳痰、胸痛、发热等典型症状,因此,应对以非呼吸道症状就诊的老年人特别重视,警惕是否存在肺炎,应进行常规胸透或胸片检查,以早期诊断疾病。

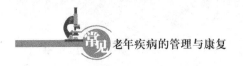

子单元三　慢性支气管炎的管理与康复

案例导入

▲**患者**：女性，66岁。

▲**主诉**：咳嗽、咳痰2天，发热3天。

▲**现病史**：1年前着凉后出现咳嗽，咳白色黏液痰，予以对症治疗后好转，此后每逢劳累、气候变化或受凉后，咳嗽、咳痰症状加重。冬季病情易复发，常持续2~3个月。1周前老人因受凉后咳嗽、咳痰加重，痰液呈黄色黏液脓痰，不易咳出。

▲**既往史**：吸烟史28年，每日1包，已戒烟2年。未伴有心脏病或高血压病史。否认药物过敏史。

▲**体格检查**：体温(T)39.5℃，脉搏(P)92次/min，呼吸频率(R)22次/min，血压(BP)134/82 mmHg。

神志清楚，发育正常，精神萎靡，呼吸急促，咽喉红肿，双侧扁桃体未明显增大，双侧肺部闻及较为明显的呼吸音，双侧肺部可闻及散在的干湿啰音，心律平整，心率95次/min，腹部平软，肝脏和脾脏未及，双侧下肢未出现明显水肿。

▲**实验室检查**：白细胞$14.3×10^9$/L，中性粒细胞90%。

▲**胸部X线检查**：双侧肺部出现明显肺纹理，且纹理增粗、紊乱。

▲**任务**：①为该名患者拟订完善的照护方案。

②为该名患者拟订具体的健康宣教策略。

▲**任务描述**：

慢性支气管炎是老年常见病、多发病和慢性病。老年人和免疫功能低下者易感，发病率高，每年发病一次至数次，病程持续时间长。部分患者可控制，不影响生活；部分患者可发展成阻塞性肺疾病，甚至肺心病，导致呼吸衰竭，预后不良。因此，其照护与康复工作就尤为关键。需要做好对慢性支气管炎老人的照护工作，了解发病因素，掌握临床表现、并发症，熟悉治疗方案及预后转归，能够为该病患者制订合理的照护方案，并能够开展预防该疾病的健康教育等。

▲**任务实施**：

①将每5人视为一个小组，全班开展讨论。

②以小组为单位，对慢性支气管炎患者的管理与康复相关知识进行自学，并对案例内容进行讨论及分析。

③各小组派出代表，将各自的自学、讨论结果进行展示。

▲**任务总结**：

①教师对各小组讨论结果进行点评及分析。

②教师对任务描述中的相关内容进行总结。

知识链接

慢性支气管炎,简称慢支,是气管、支气管黏膜及其周围组织的慢性非特异性炎症。临床上有明确的定义:指咳嗽、咳痰或伴有喘息,每年发病持续 3 个月,连续两年或两年以上,并排除具有咳嗽、咳痰、喘息症状的其他疾病(如肺结核、肺尘埃沉着症、肺脓肿、心脏病、心功能不全、支气管扩张、支气管哮喘、慢性鼻咽炎、胃食管反流病等疾患)。病情进展缓慢,常并发阻塞性肺气肿、肺源性心脏病。根据全国部分普查资料统计,本病患病率随年龄增长而增加,50 岁以上者可高达 15% 左右,是一种严重危害老年人健康的常见病,应积极防治。

一、发病原因

(一)吸烟

国内研究证明长期吸烟与慢性支气管炎的发生有密切关系。烟草中的焦油、尼古丁等多种有害化学成分、理化因素等均可引起支气管平滑肌痉挛,呼吸道黏液分泌增加,呼吸道黏膜上皮细胞纤毛运动障碍,支气管黏膜充血、水肿,呼吸道自净能力下降,从而利于致病微生物的侵入。吸烟时间越长,烟量越大,患病率也越高。戒烟后可使症状减轻或消失,病情缓解,甚至痊愈。

(二)感染因素

病毒、支原体和细菌感染是慢性支气管炎发生和发展的一个重要因素。

(三)气候因素

寒冷常为慢性支气管炎发作的重要原因和诱因。慢性支气管炎发病及急性加重常见于冬季寒冷时节。

(四)理化因素

如刺激性烟雾、大气污染(如二氧化硫、二氧化氮、氨气)、粉尘等,可使呼吸道黏膜水肿,黏膜上皮受损伤或脱落,引起病毒和细菌的侵入,常为慢性支气管炎的诱发病因之一。

(五)过敏因素

喘息性慢性支气管炎患者有过敏者较多。常见的致敏原,如尘埃、尘螨、寄生虫、花粉及化学气体等,都可导致本病发作。

(六)呼吸道局部防御及免疫功能减弱

全身或呼吸道局部防御及免疫功能减弱,可为慢性支气管炎提供发病的内在条件。老年人常因免疫功能减退,细支气管中免疫球蛋白减少,单核—吞噬细胞功能衰退,因而患病率较高,而且持续不愈。

(七)自主神经功能失调

当呼吸道副交感神经反应增强时,对正常人不起作用的微弱刺激,可引起支气管收缩痉

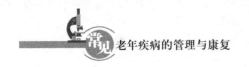

挛、分泌物增多,从而产生咳嗽、咳痰、气喘等症状。

二、临床表现

本病缓慢起病,病程较长,因反复急性发作而加重。主要症状有慢性咳嗽、咳痰,或伴有喘息。开始症状轻微,仅有轻咳及咳少量痰,每于秋冬气候突变,急性上呼吸道感染或受粉尘、烟雾刺激后病情加重或呈急性发作。

(一)咳嗽

分泌物积聚于支气管腔内,引起反射性咳嗽。支气管黏膜充血、水肿,异物刺激也可引起咳嗽。咳嗽的严重程度与支气管黏膜炎症及痰量的多少有关。一般是晨间起床后咳嗽较多,白天较少,临睡前有阵发性咳嗽或排痰。较重的则咳嗽频繁,咳痰量较多,甚至症状全年不断。

(二)咳痰

痰量以清晨较多。由于夜间睡眠后管腔内蓄积痰液,加以副交感神经相对兴奋,支气管分泌物增加,因而在起床后或体位变动时引起刺激排痰。痰液一般呈白色黏液状或浆液泡沫状,偶有带血。急性发作伴有细菌感染时,则变为黏液脓性,咳痰量亦随之增加。

(三)喘息或气急

喘息型慢性支气管炎有支气管痉挛,可引起喘息,常伴有哮鸣音,部分可能合并支气管哮喘。早期无气短表现。反复发作数年,并发阻塞性肺气肿时,可伴有轻重程度不等的气短,先有劳动或活动后气喘,严重时动则喘甚,生活难以自理。

总之,咳、痰、喘为慢性支气管炎的主要症状,并按其类型、病期及有无并发症而表现不同。本病一般无发热,若并发感染,急性发作期则可有发热现象,同时在肺底常有散在的干湿啰音,于咳嗽后减少或消失。喘息型者可听到哮鸣音及呼气延长。

三、临床分型、分期

(一)分型

慢性支气管炎可分为单纯型和喘息型两类。单纯型的主要表现为咳嗽、咳痰;喘息型除咳嗽、咳痰外尚有喘息,并伴有哮鸣音。

(二)分期

按病情进展慢性支气管炎可分为三期。

1. 急性加重期

这是指在一周内出现脓性或黏液脓性痰,痰量明显增多,或伴有发热等炎症表现,或"咳""痰""喘"等症状任何一项明显加剧。

2. 慢性迁延期

这是指有不同程度的"咳""痰""喘"症状,并迁延到1个月以上。

3. 临床缓解期

经治疗缓解或自然缓解,症状基本消失或偶有轻微咳嗽和少量痰液,并保持2个月以上。

四、治疗原则

(一)急性加重期的治疗

1. 控制感染

应视感染的主要致病菌和严重程度选用敏感的抗菌药物治疗。单用药或联合用药,静脉注射或口服药,一般7～10日为一个疗程。一般对严重感染者可用青霉素G、氨苄西林或头孢菌素类注射用药,病情改善后可用口服抗菌药物巩固治疗,常选用新一代大环内酯类抗生素、喹诺酮类抗菌药或第一、二代头孢菌素类抗生素等。感染彻底控制后,及时停用抗菌药物,以免长期应用引起副作用或使细菌产生耐药性。

2. 祛痰、镇咳

在抗感染治疗的同时,应用祛痰、镇咳药物,以改善症状。迁延期患者尤应坚持用药,以求消除症状。祛痰药物可使痰液稀释,容易咳出,常用氯化铵、溴己新等,胃溃疡患者慎用。频繁咳嗽、痰量多者可用枸橼酸喷托维林,但青光眼患者慎用。要鼓励患者多饮水以助咳出痰液。对老年体弱、无力咳嗽或痰量较多者,应以祛痰为主,而不应选用强力镇咳药,以免抑制中枢,加重呼吸道的阻塞和炎症,导致病情恶化。

3. 解痉平喘

常选用氨茶碱、二羟丙茶碱、沙丁胺醇等,以减轻支气管平滑肌的痉挛。若使用支气管扩张剂后,气急仍未减轻,可加用糖皮质激素。

4. 气雾疗法

气雾湿化可稀释气管内的分泌物,有利于排痰。如痰液黏稠,不易咳出,目前超声雾化采用抗生素加祛痰剂,对呼吸道排痰有帮助,每日2～3次,以加强局部消炎及稀化痰液。

(二)临床缓解期的治疗

(1)戒烟,避免有害气体和其他有害颗粒的吸入。

(2)增强体质,预防感冒,是防治慢性支气管炎的主要内容之一。

(3)呼吸道反复感染者,可试用免疫调节剂或中医中药,如细菌溶解产物、卡介菌多糖核酸、胸腺素等,部分患者可见效。

五、照护措施

(一)生活照护

1. 环境管理

保持室内空气清新,通风换气,室温保持在18～22 ℃,绝对湿度为50%～60%。

2. 饮食管理

应给予充足的水分和热量。心、肺功能正常者,可多饮水,每日饮水量应在1500 mL以上,充足的水分有利于维持呼吸道黏膜湿润,使痰液易于排出。同时要适当增加蛋白质、维生素和热量的摄入,以利于恢复体力和组织病变的修复。此外,必须戒除烟酒。

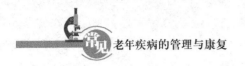

3. 休息管理

急性期有发热、喘息时,应注意卧床休息。保持室内空气流动、新鲜。注意保暖,防止受凉感冒。

4. 医学护理

(1)病情观察:监测老年人的生命体征、意识状态、热型、有无发绀、尿量的变化。重点观察老年人和久病体弱者的病情变化。

(2)对症处理:对发热者可予以降温,要做好对发热患者的护理工作。中重度患者及喘息型患者给予吸氧,2~3 L/min,改善缺氧状况。做好对咳嗽、咳痰患者的护理工作,鼓励和协助患者有效咳嗽、咳痰,根据病情采取叩背、超声雾化治疗等措施,必要时可吸痰。

(3)用药护理:指导患者按时服药,注意观察药物疗效和毒副反应。

(4)并发症预防及护理:对伴有喘息不缓解、气促的患者,要考虑其合并慢性阻塞性肺气肿、慢性肺源性心脏病的可能,及时予以护理治疗,纠正缺氧状态,预防呼吸衰竭发生。

5. 心理管理

注意加强患者的心理护理,慢性支气管炎是老年人的常见病,它的治疗是长期的。通过交谈和细致入微的关怀,向患者宣讲疾病的有关知识,进行心理疏导,使患者了解自己的病情,掌握疾病的基本常识,减轻患者的心理压力,树立治疗的信心,积极主动地参与预防和治疗。

6. 健康指导

(1)疾病知识宣教:慢性支气管炎的患者以中老年人居多。其主要症状是咳嗽、咳痰、气喘等,日久可导致肺源性心脏病,严重发作时可出现呼吸衰竭或右心衰竭。

(2)指导老年人预防疾病:注意气温变化,防止感冒。流行性感冒流行季节不到公共场所,以免感染。一旦被感染,应及时治疗。绝对要戒烟,并动员亲属、同事戒烟,以减少烟雾的吸入。经常开窗通风,保持室内空气新鲜,避免吸入油烟等各种刺激性气体。适当参与室外活动,如散步、做呼吸操、吹气球等,有益于健康。生活要有规律,保持精神愉快,情绪安定,避免过度紧张及疲劳。哮喘患者应避免接触诱发因素,如吸入花粉、尘螨,以及进食鱼、虾、海鲜等。加强营养,特别是多吃易下咽而不会诱发咳嗽的高蛋白食物。

(3)指导患者进行自我病情监测:有呼吸困难时,应低浓度持续吸氧(1~2 L/min),可在医院吸氧,也可以采取家庭用药。有感染症状时应遵医嘱使用细菌敏感性抗生素,以控制感染。

六、预防及康复

(1)对于慢性支气管炎患者来说,戒烟最为重要,戒烟后一般可使症状减轻或消失,病情缓解,甚至痊愈。

(2)注意室内空气的调节,保持空气清新,温度适宜。做好个人防护,消除及避免烟雾、粉尘和刺激性气体对呼吸道的影响。

(3)应加强身体锻炼,提高机体的抗病能力。患有慢性支气管炎的老年人较为适应的体育锻炼是太极拳、穴位按摩等,根据体力逐渐增加活动量。老年人可用冷水擦洗脸和颈部,增强耐寒能力。加强呼吸锻炼,主要是指腹式呼吸的锻炼,以增加肺活量。

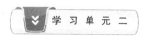

（4）在寒冷的季节，注意衣着保暖，但也不可穿得太厚实，防止出汗引起感冒。

（5）冬季是慢性支气管炎急性发作的好发季节，故可在入冬之前就对这类患者进行提高免疫力的治疗。

（6）老年人平常可适当增加一些营养丰富、蛋白质和维生素含量较高的食物，如豆类、瘦肉、蛋类、新鲜蔬菜等，以增强体质。老年人的饮食应清淡，不要吃得太咸或太甜，酸辣等刺激性食物和油腻食物应少吃。保证充足的水分摄入，以利痰液的排出。

子单元⑭　慢性阻塞性肺疾病的管理与康复

 案例导入

▲**患者**：女性，69 岁。

▲**主诉**：反复咳嗽、咳痰、喘息 2 天，活动后气促 4 年，病情加重 1 周。

▲**现病史**：20 余年前着凉后出现咳嗽、咳痰、喘息，予以抗炎止咳平喘对症治疗后好转，此后每年多于秋冬季节或着凉后发病，每次病程持续 2～3 个月。于 4 年前出现活动后气促，逐渐加重，现休息时也感胸闷气短。平常口服茶碱片治疗。1 周前着凉后咳嗽、咳痰、喘息加重，伴呼吸困难。

▲**既往史**：否认高血压、冠心病、糖尿病史。吸烟 30 余年，每日 1～2 包。否认药物过敏史。

▲**体格检查**：体温（T）39.5 ℃，脉搏（P）92 次/min，呼吸频率（R）22 次/min，血压（BP）134/82 mmHg。

神志清楚，发育正常，精神萎靡，呼吸急促，咽喉红肿，双侧扁桃体未明显增大，双侧肺部闻及较为明显的呼吸音，双侧肺部可闻及散在的干湿啰音，心律平整，心率 95 次/min，腹部平软，肝脏和脾脏未及，双侧下肢未出现明显水肿。

▲**实验室检查**：白细胞 $9.8×10^9$/L，中性粒细胞 85％。

▲**胸部 X 线检查**：双侧肺部出现明显肺纹理，且纹理增粗、紊乱。

▲**任务**：①为该名患者拟订完善的照护方案。

②为该名患者拟订具体的健康宣教策略。

▲**任务描述**：

慢性阻塞性肺疾病（COPD）是老年呼吸系统疾病中的常见病和多发病，患病率和病死率均居高不下。老年人和免疫功能低下者易感，发病率高，每年发病一次至数次，病程持续时间长。肺功能进行性减退，严重影响了患者的劳动力和生活质量，最终导致呼吸衰竭，预后不良。COPD 已造成巨大的社会和经济负担。因此，做好对 COPD 老人的照护工作非常重要。我们需要了解发病因素，掌握临床表现、并发症，熟悉治疗方案及预后转归，能够为该病患者制订合理的照护方案，并能够开展预防该病的健康宣教等。

▲**任务实施**：

①将每 5 人视为一个小组，全班开展讨论。

②以小组为单位，对慢性阻塞性肺疾病患者的管理与康复相关知识进行自学，并对案例

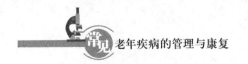

内容进行讨论及分析。

③各小组派出代表,将各自的自学、讨论结果进行展示。

▲**任务总结:**

①教师对各小组讨论结果进行点评及分析。

②教师对任务描述中的相关内容进行总结。

 知识链接

　　慢性阻塞性肺疾病是一种以气流受限为特征的肺部疾病,气流受限不完全可逆,呈进行性发展,主要累及肺部,但也可以引起肺外各器官的损害。可并发慢性肺源性心脏病。该病由慢性支气管炎和阻塞性肺气肿发展而来,当慢性支气管炎和(或)肺气肿患者肺功能检查出现气流受限并且不能完全可逆时,则诊断为 COPD。该病是严重危害老年人健康的常见病,应积极防治。

一、发病原因和机制

(一)吸烟

　　吸烟为重要的发病因素。吸烟时间越长,吸烟量越大,COPD 患病率越高。香烟可损伤气道上皮细胞,影响纤毛运动,促使支气管黏液腺和杯状细胞增生肥大,黏液分泌增多,使气道净化能力下降,还可使氧自由基生成增多,诱导中性粒细胞释放蛋白酶,破坏肺弹力纤维,诱发肺气肿形成。

(二)职业粉尘和化学物质

　　如烟雾、变应原、工业废气及室内空气污染等,浓度过高或时间过长时,均可能导致与吸烟类似的危害,引发 COPD。

(三)空气污染

　　二氧化硫、二氧化氮、氯气等有害气体损伤气道黏膜和细胞毒性作用,引发 COPD。

(四)感染因素

　　与慢性支气管炎相似,感染亦是 COPD 产生和发展的重要因素之一。长期、反复的感染可破坏气道正常的防御功能,损伤细支气管和肺泡。

(五)蛋白酶—抗蛋白酶失衡

　　在正常情况下,弹性蛋白酶与其抑制因子处于平衡状态。蛋白酶增多或抗蛋白酶不足均可导致组织结构破坏,产生肺气肿。

(六)氧化应激

　　氧化物可导致细胞功能障碍,引起蛋白酶—抗蛋白酶失衡,促进炎症反应。

(七)炎症机制

　　气道、肺实质及肺血管的慢性炎症是 COPD 的特征性改变,中性粒细胞、巨噬细胞、T

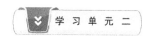

淋巴细胞等炎症细胞均参与了COPD的发病过程。

(八)其他

如自主神经功能失调、营养不良、气温变化等均有可能参与COPD的产生、发展。

二、临床症状

(一)症状

起病缓慢,病程较长。

1. 慢性咳嗽

随病程发展可终生不愈。常晨间咳嗽明显,夜间有阵发性咳嗽或排痰。

2. 咳痰

一般为白色黏液痰或浆液性泡沫性痰,偶可带有血丝,清晨排痰量增多。急性发作期痰液量增多,可有脓性痰。

3. 气短或呼吸困难

气短或呼吸困难早期在患者体力劳动时出现,后逐渐加重,以致在日常活动甚至休息时也感到气短,是COPD的标志性症状。

4. 喘息和胸闷

部分患者特别是重度患者或处于急性加重时期的患者会出现喘息和胸闷。

5. 其他

晚期患者有体重下降、食欲减退等问题出现。

(二)体征

查体可见桶状胸,呼吸运动减弱,触诊语颤减弱或消失;叩诊呈过清音,心浊音界缩小,肺下界和肝浊音界下移,呼吸音减弱,呼气延长;并发感染时,肺部可有湿啰音;合并哮喘时可闻及哮鸣音。

三、并发症

(一)慢性呼吸衰竭

常发生在COPD急性加重时,症状也明显加重,发生低氧血症和(或)高碳酸血症,可具有缺氧和二氧化碳潴留的临床表现。

(二)自发性气胸

如有突然加重的呼吸困难,并伴有明显的发绀,患侧肺部叩诊为鼓音,听诊呼吸音减弱或消失,应考虑并发自发性气胸,通过X线检查可以确诊。

(三)慢性肺源性心脏病

COPD引起肺血管床减少及缺氧,这会导致肺动脉痉挛,血管重塑,引发肺动脉高压,右心室肥厚扩大,最终发生右心功能不全。

四、治疗原则

(一)稳定期治疗

(1)戒烟。

(2)支气管舒张药:沙丁胺醇气雾剂、茶碱缓释片等,可明显改善患者生活质量。

(3)祛痰剂:如氨溴索、氯化铵等,促进排痰,保持呼吸道畅通。

(4)长期家庭氧疗:可提高 COPD 慢性呼吸衰竭患者的生存质量和生存率,对血流动力学、运动能力、肺生理和精神状态均会产生有益的影响。对明显缺氧者可采用长期家庭输氧疗法,或随身携带轻便的氧气筒,在日常活动或锻炼时,用鼻导管或鼻塞吸入,可防止 PaO_2 的急剧变化,减轻患者心脏负荷,改善体质,提高运动耐量。

(5)长期吸入糖皮质激素:适合 COPD 与哮喘并存的患者,重度和极重度患者,反复加重的患者。

(6)康复治疗:具体包括呼吸生理治疗、肌肉训练、营养支持、精神治疗与教育等多方面措施。

(7)免疫调节治疗:适当可应用增强免疫的药物。

(二)急性加重期治疗

(1)控制性氧疗:这是基础治疗方式之一。低流量吸氧(1~2 L/min),可鼻导管或面罩给氧。

(2)控制呼吸道感染:急性发作期并发呼吸道感染时,选用适当的抗菌药物,无药敏史的患者可用氨苄西林等,感染严重时可喹诺酮类或头孢类药物静脉滴注。

(3)支气管扩张剂:与稳定期的治疗相同,严重者可较大剂量雾化吸入治疗,可静脉用茶碱类药物。

(4)糖皮质激素:对急性加重期患者可考虑口服或静脉应用。

(5)祛痰剂:溴己新、氨溴索等可酌情应用。

(6)机械通气:呼吸机辅助通气,用于严重呼吸衰竭患者。

(7)其他:合理补充液体和电解质,注意补充营养,必要时可肠外营养治疗。积极排痰,保持足够体液,可行叩背、吸痰、体位引流等,加强护理。

五、照护措施

(一)生活照护

1. 环境管理

居室应注意定时通风换气,保持室内空气清新,保持适宜的温度和湿度。冬季注意保暖,避免直接吸入冷空气。

2. 饮食

了解患者喜爱的食物及饮食习惯,给予患者高热量、高蛋白和高维生素的易消化饮食,以提高机体的抵抗能力。避免食用过冷、过热、产气食物或引起便秘的食物,以防止因腹胀而影响膈肌运动。协助患者进餐,在患者饥饿和充分休息后进餐,餐前至少休息 20min,餐前和进餐时应避免摄入过多的水分。餐前和咳嗽后漱口,餐后避免平卧,进餐时固定好鼻导管。

3. 休息

急性发作期应以卧床休息为主,照护人员应协助患者取舒适体位,晚期患者宜采取身体前倾位,使用辅助呼吸机参与呼吸。照护人员每日评估患者体力状况,生活上给予照顾,协助患者在床上进行被动运动或指导其主动运动,视病情安排适当的活动量,活动以不感到疲劳、不加重症状为宜。缓解期可根据病情合理安排休息与活动量。

4. 医学护理

(1)生命体征监测:监测患者的体温、脉搏、血压和呼吸四大生命体征。

(2)病情观察:观察患者咳嗽、咳痰情况,痰液的颜色、量和性状,咳痰是否通畅,呼吸困难的程度,甲床、口唇及皮肤黏膜发绀情况,神志、尿量等。协助患者翻身,鼓励其进行有效咳嗽,排出痰液;还要指导患者进行腹式呼吸与呼吸操训练,通过锻炼以改善肺功能。检测动脉血气分析指标及水、电解质和酸碱平衡状况。

(3)对症处理:如有发热可给予药物或物理降温,监测体温。如喘息严重,应及时吸入气雾剂,及时进行氧疗。

(4)促进排痰:指导患者多饮水或做超声雾化以湿化气道,协助患者胸部叩击和体位引流,指导患者有效咳痰,如晨起时或就寝前咳嗽时,患者取坐位,头略前倾,双肩放松、屈膝、前臂垫枕,如有可能应使双足着地,以利于胸腔的扩展,增加咳痰的有效性。咳痰后恢复坐位,进行放松性深呼吸。COPD 患者容易疲劳,充分休息对有效咳痰十分必要。

(5)氧疗护理:对呼吸困难伴低氧血症者,应采用鼻导管低流量持续给氧,流量为 1~2 L/min。严重呼吸困难者,可通过面罩加压呼吸机辅助呼吸,必要时建立人工呼吸道。密切注意患者吸氧后的变化,如观察患者的意识状态、呼吸的情况和动脉血气结果。氧疗有效的指标为:呼吸困难减轻,呼吸频率减慢;发绀减轻;心悸缓解,活动耐力增加。

(6)用药护理:遵医嘱应用抗生素、支气管扩张剂和祛痰药物,指导患者正确使用气雾剂及其他药物的定时定量使用,注意观察临床疗效及不良反应。尽量避免使用可待因,因其可抑制中枢,加重呼吸道阻塞和炎症。

(7)并发症预防及护理:COPD 常见的并发症是呼吸衰竭,护理的关键在于净化呼吸道、改善通气情况。

(8)呼吸功能锻炼:指导患者进行缩唇呼吸或腹式呼吸,加强呼吸肌肌力和耐力,改善呼吸功能。缩唇呼吸和腹式呼吸每日训练 3~4 次,每次重复 8~10 次。

(二)心理管理

鼓励患者正视疾病,认识 COPD 是影响老年患者健康的常见病,指导患者及家属了解疾病知识,并以积极的心态对待疾病,如放慢思维、控制呼吸、眺望远处、外出散步、听音乐或培养养花种草等爱好,以分散注意力,减少孤独感,缓解焦虑、紧张的情绪。

(三)健康宣教

1. 疾病知识教育

指导患者了解 COPD 相关知识,使其认识到疾病虽然是不可逆的,但积极治疗和护理

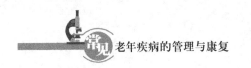

可减少急性发作,改善呼吸功能,延缓病情发展,提高生活质量。指导其以积极的心态对待疾病,持之以恒地配合治疗和护理。

2．**指导老年人预防疾病**

避免发病诱因,如戒烟、改善环境卫生、加强劳动保护等。积极预防呼吸道感染,安排合理的休息和活动。使患者理解预防为主、康复锻炼的意义,充分发挥患者进行康复锻炼的主观能动性,制订个性化的锻炼计划,选择空气新鲜、安静的环境,进行步行、慢跑、气功等体育锻炼。在潮湿、大风、严寒天气时,避免室外活动。教会患者及家属依据呼吸困难与活动的关系,判断呼吸困难的严重程度,以便合理地安排生活。同时要坚持长期锻炼呼吸功能和进行家庭氧疗。

3．**指导患者进行自我病情监测**

注意呼吸困难的程度,如有呼吸加快、口唇发绀、胸闷心悸、气短乏力、难以平卧等症状,要马上吸氧,及时就医,以缓解缺氧状态,预防呼吸衰竭发生。

六、预防及康复

(1)吸烟者的 COPD 患病率明显高于不吸烟者,因此患者应戒烟。

(2)积极预防感冒、慢性支气管炎、支气管哮喘、尘肺等肺部疾病,是预防 COPD 的重要措施。

(3)注意保持环境卫生清洁,尽可能消除及避免烟雾、粉尘和刺激性气体对呼吸道的影响。

(4)平时可根据病情选择太极拳等体育运动方式来加强锻炼、增强体质,增加呼吸功能锻炼,以有效增加肺活量,增强呼吸功能。进行耐寒锻炼,提高机体耐寒及抗病能力。

(5)随着天气变化及时增减衣物,避免淋雨、受凉、疲劳等降低机体抵抗力的因素。感冒流行季节,尽量少去公共场所,保持居室通风,并可用食醋(每立方米 5～10 mL)加等量水稀释后加热熏蒸。必要时应用流感疫苗。

(6)在医生指导下服用扶正固本的药物,如咳喘固本冲剂,以提高机体抗病能力,防止病情发展。

(7)平常注意合理安排饮食,给予患者高热量、高蛋白、易消化的饮食,补充必要的营养,饮食以清淡为宜,忌食辛辣生冷和过于甜腻的食物,忌饮酒。

子单元五　支气管哮喘的管理与康复

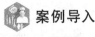 **案例导入**

▲**患者**:男性,68 岁。

▲**主诉**:反复咳嗽、咳痰、喘息、胸闷 20 天,病情加重伴呼吸困难 2 天。

▲**现病史**:20 余年前感冒后出现喘息、咳嗽、气急、呼吸困难、胸闷,予以平喘对症处理后,病情有所好转。之后,患者每次在感冒、着凉和劳累后发病,喘息症状明显,平时予以氨茶碱服药干预。1 周前着凉后出现咳嗽和喘息症状,伴有胸闷加重及呼吸困难,说话断断续

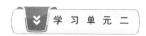

续,神情烦躁,呼吸急促。

▲**既往史**:否认高血压、冠心病、糖尿病史。吸烟 30 余年,每日 2～3 包。否认药物过敏史。

▲**体格检查**:体温(T)39.3 ℃,脉搏(P)109 次/min,呼吸频率(R)23 次/min,血压(BP)141/86 mmHg。

神志清楚,营养一般,呼吸急促,口唇发绀,叩诊呈过清音,呼气音延长,双肺可闻及广泛哮鸣音,心律平整,心率 108 次/min,腹部平软,肝脾未及,肝颈静脉反流征(一),双下肢未见水肿。

▲**实验室检查**:白细胞 8.7×10^9/L,中性粒细胞 87%。

▲**胸部 X 线检查**:双侧肺部透亮度明显增加,且肺部纹理紊乱、增粗。

▲**任务**:①为该名患者拟订完善的照护方案。

②为该名患者拟订具体的健康宣教策略。

▲**任务描述**:

支气管哮喘简称哮喘,是一种慢性特异性炎症,与气道高反应性相关,如诊治不及时,随病程的延长可产生气道不可逆性缩窄和气道重塑,长期反复发作,可引起多种并发症,如气胸、肺不张、纵隔气肿、慢性支气管炎、肺气肿、支气管扩张、肺心病等。哮喘的发病率近年来呈上升趋势。在我国,发病率为 1%～4%。尤其是老年人群的该病患病率有增高的趋势。因此,需要做好对支气管哮喘患者的照护工作,了解发病因素,掌握临床表现,熟悉治疗方案,能够为该病患者制订合理的照护措施,并能够开展预防该病的健康宣教等。

▲**任务实施**:

①将每 5 人视为一个小组,全班开展讨论。

②以小组为单位,对支气管哮喘患者的管理与康复相关知识进行自学,并对案例内容进行讨论及分析。

③各小组派出代表,将各自的自学、讨论结果进行展示。

▲**任务总结**:

①教师对各小组讨论结果进行点评及分析。

②教师对任务描述中的相关内容进行总结。

 知识链接

支气管哮喘简称哮喘,是由多种细胞(如嗜酸性粒细胞、肥大细胞、T 淋巴细胞、中性粒细胞、气道上皮细胞等)和细胞组分参与的气道慢性炎症性疾病。因出现广泛多变的可逆性气流受限,引起反复发作的喘息、气急、胸闷或咳嗽等症状,常在夜间和(或)清晨发作、加剧,多数患者可自行缓解或经治疗缓解。

一、发病原因

支气管哮喘的发病原因尚不完全清楚,多认为与以下因素有关。

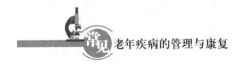

（一）遗传因素

通过对哮喘患者的家族史进行分析，已肯定哮喘与遗传有密切关系，约20％的患者有家族史。

（二）过敏因素

外源性哮喘，大多是吸入植物的花粉、真菌孢子，动物的羽毛、皮屑，尘螨，工业粉尘，化学性气体等所致；或进食鱼、虾、蟹、蛋类及牛奶等蛋白质后发作；或因接触某些药物，如青霉素等所致。

（三）感染

细菌、病毒、原虫或寄生虫等感染引起内源性哮喘，多由于呼吸道感染，如鼻、咽、扁桃体、肺或体内其他部位有感染病灶所致。

（四）冷空气刺激

吸入寒冷空气后，可诱发或加重支气管痉挛而引起支气管哮喘。

（五）其他诱发因素

气候变化、刺激性气体、剧烈运动、吸烟、情绪激动、精神紧张等因素刺激均可引起支气管哮喘的发作。

二、分类及临床表现

在临床上，哮喘可分为外源性哮喘、内源性哮喘和混合性哮喘。

（一）外源性哮喘

多数患者有明显的过敏源接触史，发作时多有鼻痒、眼睑痒、喷嚏、流涕或干咳等黏膜过敏先兆，继而出现带哮鸣音的呼气性呼吸困难，胸闷，采取强迫体位，严重时出现发绀，维持数分钟至数小时，可自行缓解，或经治疗后好转，发作将停时，常咳出较多稀薄痰液，气促减轻。

（二）内源性哮喘

有很多非过敏源诱发因素可引起哮喘。一般是继发于呼吸道感染之后，故常见有咳嗽、咳痰史，随着咳嗽的增加或持续不良，逐渐出现哮喘症状。在哮喘发作后，其表现和过敏性哮喘相似，但持续时间较长，而且哮喘症状时轻时重，缓解后又可有短时轻度发作。常见的有感染性哮喘、药物性哮喘、职业性哮喘、运动性哮喘、精神性哮喘等。

（三）混合性哮喘

在哮喘反复发作过程中，各种因素相互影响，使症状表现不典型或混合存在，症状表现复杂。哮喘可常年发作，无明显的缓解季节。

（四）哮喘持续状态

这是指严重的哮喘发作持续在24小时以上者。发作时张口呼吸和大量出汗，多数患者发绀明显，呈端坐呼吸，如病情不能控制，甚至可出现呼吸、循环衰竭。

哮喘发作时，患者胸廓胀满，呈吸气位，呼吸幅度小。呼气时有双肺广泛哮鸣音，长期发

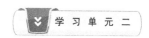

作可并发肺气肿。如合并呼吸道感染,可干湿啰音同时存在。哮喘发作严重,呼吸困难加剧,哮鸣音反而减少,可能由于患者过度疲倦、衰竭、无力呼气所致;或有痰栓阻塞支气管的可能;也可由并发气胸、纵隔气肿等引起。

三、病情分级

根据哮喘发作时患者的临床表现及用药情况,分为以下几种程度。

(一)轻度

患者在步行、上楼时感到气促,能平卧,说话能连续成句。呼吸频率稍快,脉搏不超过100 次/min;双肺听诊可在呼气末闻及散在哮鸣音。

(二)中度

稍事活动即感气促,日常活动受限;平时喜欢坐位,说话常断断续续。呼吸频率增快,脉搏可达 100~120 次/min,可有奇脉;双肺听诊可闻及广泛哮鸣音。

(三)重度

患者休息时即感气促,取端坐位,常伴有焦虑、烦躁不安、大汗淋漓。呼吸频率增快达30 次/min 以上,脉搏达 120 次/min 以上,常有奇脉;双肺可闻及广泛响亮的哮鸣音。经过一般支气管扩张药物治疗无效,需用糖皮质激素治疗。

(四)危重

患者不能讲话,常表现出嗜睡等神经、精神症状。呼吸音、哮鸣音减弱或消失,出现胸腹矛盾运动;血压下降,脱水症状明显。严重者可持续发作 24 h 以上,经一般支气管扩张药物治疗无效,称为"重症哮喘"。

四、治疗原则

目前尚无特效的治疗方法,但长期规范化治疗可使哮喘症状得到控制,减少复发乃至不发作。

(一)脱离变应原

避免或消除引起哮喘发作的各种诱发因素,这是防止哮喘发作最有效的方法。

(二)控制急性发作

急性发作期治疗的目的是尽快缓解哮喘症状,解除气道阻塞,纠正低氧血症,恢复肺功能。一般使用支气管解痉剂和抗炎药。伴有感染者还需使用抗生素,以防止或减轻哮喘反复发作。可选用支气管扩张剂单用或联用,如沙丁胺醇、氨茶碱等,必要时可静脉应用氨茶碱,控制注射速度,注射过速可导致心律失常、血压下降、惊厥等反应,甚至死亡。可适当应用糖皮质激素以止喘、抗炎、抗过敏等,其对哮喘有明显的疗效,吸入激素治疗是目前推荐长期抗感染治疗哮喘的最常用方法。但激素的副作用较多,如可能引起感染扩散、消化道出血、骨质疏松、高血压、糖尿病等,故仅限于哮喘严重持续状态或(及)用支气管舒张药物不能缓解者使用。

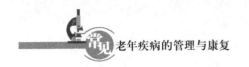

(三)促进排痰

痰液阻塞气道,增加呼吸困难。排痰畅通气道,是重要的治疗措施之一,可用溴己新或氯化铵合剂。对于痰液黏稠难以咳出者,可考虑应用气雾吸入疗法以湿化气道,稀释痰液,以利排痰。照护人员可协助患者翻身叩背,引流排痰,必要时可应用导管协助排痰。

(四)积极控制感染

哮喘可由感染因素诱发,也可反复发作继发感染,应积极进行抗感染治疗,根据痰液培养和药敏试验结果,选择有效抗生素,并及时应用。一般首选青霉素、链霉素联用,或酌情用庆大霉素、氨苄西林、头孢菌素类药物、螺旋霉素、麦迪霉素注射或口服。

(五)免疫疗法

这可分为特异性和非特异性两种,前者又称为脱敏疗法(或称减敏疗法)。特异性疗法是指采用特异性变异原作定期反复皮下注射,以产生免疫耐受性,使患者脱(减)敏。非特异性疗法为注射卡介苗、转移因子、疫苗等生物制剂抑制变应原反应。

五、照护措施

(一)生活照护

1. 环境与起居

哮喘患者对气息、温度非常敏感。居室环境应清洁卫生,保持空气新鲜、流通,温度、湿度适宜,室内温度维持在 $18\sim22$ ℃。湿度维持在 $50\%\sim70\%$ 最为适宜,避免受寒和冷空气刺激。病房内不宜放置花草,不铺地毯,不养宠物,枕头内不宜填充羽毛,以免吸入刺激性物质而引起哮喘发作。对于病情严重者,应协助患者的生活起居和卫生处置,保持整洁舒适。

2. 饮食

发作期以清淡、易消化、足够热量、高维生素的流质或半流质食物为主,切勿勉强进食。避免冷、硬、油煎食物,避免食用与哮喘发作有关的食物,如鱼、虾、蟹、牛奶,保持大便畅通,多饮水。重症哮喘者尤应注意体液的补充,可经静脉补液。适量补液可纠正失水并稀释痰液,是促进排痰和改善通气功能的有效方法。每日补液约 $2500\sim3000$ mL,滴速以 $30\sim40$ 滴/min 为宜,避免单位时间内输液过多而诱发心功能不全。

3. 休息

急性期要督促患者注意休息,伴有发热者应卧床休息。发作时协助患者采取合适的体位,如半卧或坐位,提供床上桌以做支撑,减少体力消耗。

4. 体育锻炼

鼓励患者参加力所能及的体育锻炼,注意生活规律化,注意营养丰富,饮食以清淡为宜,保证充足睡眠。有计划地进行体育锻炼,如医疗体操、慢跑、太极拳等,以调整情绪,增强体质。

(二)医学照护

1. 病情观察

观察哮喘发作的前驱症状,如鼻咽痒、喷嚏、流涕、眼痒等。哮喘发作时,观察患者意识状态、呼吸频率、节律、深度等。监测呼吸音和哮鸣音变化,监测动脉血气分析和肺功能情况,了解治疗效果。哮喘严重发作时,加强对患者的监护。

2. 改善通气状况,缓解呼吸困难

采取综合性措施减轻或控制哮喘发作。

(1)调整体位:发作时,协助患者采取舒适的坐位、半卧位或在床头设置一小桌,使患者能伏桌休息,减少体力消耗。重症哮喘患者应绝对卧床休息,设专人护理,严密观察病情变化,每隔10～20 min 检测血压、脉搏、呼吸一次,必要时检测血气分析。

(2)给氧:哮喘发作时,PaO_2 有不同程度的下降,可采用鼻导管法一般流量(2～4 L/min)吸氧。重症哮喘患者若有明显肺气肿伴二氧化碳潴留,应给予低流量(1～2 L/min)鼻导管持续吸氧,吸入氧浓度一般不超过40%。为避免气道干燥和寒冷气流的刺激而导致气道痉挛,应对吸入的气体加温加湿,注意呼吸道湿化、保暖和通畅。必要时行机械通气。

(3)协助排痰:清除呼吸道分泌物是改善通气的重要环节。若痰液黏稠不易咳出,可用蒸馏水或生理盐水加抗生素雾化吸入,以湿化呼吸道,同时辅以叩背,促进痰液排出。哮喘患者不宜应用超声雾化吸入,因颗粒过小,较多雾滴易于进入肺泡或过饱和的雾液进入支气管,其作为异物可刺激支气管痉挛,导致哮喘症状加重。必要时可吸痰。

3. 用药管理

督促患者按时服药,注意观察药物疗效和毒副反应。

(1)在使用 $β_2$ 受体激动剂和糖皮质激素的气雾剂时,应指导患者在喷药时深吸气,吸入后屏气几秒钟,使药物吸入细小支气管以发挥更好的疗效。少数患者在使用 β2 受体激动剂后有头痛、头晕、心悸、手指颤动、低钾血症等不良反应,停药或坚持用药一段时间后可消失,不宜长期、规律、单一、大量使用。

(2)茶碱类药物多为口服用药,但重症哮喘宜静脉给药,并在充分稀释后从静脉缓慢推注或滴入,浓度不宜过高,速度不宜过快,注射时间在 10 min 以上。其主要不良反应包括恶心、呕吐等胃肠道症状,以及心动过速、心律失常、血压下降等心血管症状和兴奋呼吸中枢、多尿等,严重者可引起抽搐甚至死亡。因此,用药期间,应加强观察,尤其对于发热、老迈以及心、肝、肾功能减退或甲状腺功能亢进等易于出现不良反应的患者,需特别注意。

(3)糖皮质激素吸入的主要不良反应为口腔念珠菌感染、声音嘶哑或呼吸道不适等,应指导患者喷药后立即用清水反复漱口;口服激素宜在饭后服用,以减少对胃肠道的刺激;静滴计算时,密切观察是否有消化道出血。激素的用量应按医嘱逐渐减量,患者不可自行停药或减量。

4. 并发症预防与护理

(1)哮喘持续性状态:呼吸道感染未控制、持续接触过敏源、严重脱水、酸中毒、精神紧张、突然停用糖皮质激素、合并心肺功能障碍等可引起哮喘持续状态。应指导患者积极控制呼吸道感染、避免接触过敏源、及时补充水分,纠正酸中毒,遵医嘱合理用药等。

(2)痰液黏稠易形成痰栓,加重呼吸困难。出现明显发绀、神志不清时,可准备做气管插管或气管切开,以清除痰栓,减少无效腔。出现呼吸衰竭时,应配合医生及时采取相应措施,如进行人工辅助呼吸等。

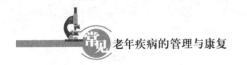

(3)若肺泡破裂引起自发性气胸,则应立即排气减压。

5. 心理管理

心理因素在哮喘发作中具有重要作用。哮喘发作时,患者多产生紧张、烦躁、恐惧心理,而精神紧张、情绪激动往往会诱发或加重哮喘发作。因此,患者要有良好的情绪和战胜疾病的信心,护理人员应给予其心理疏导,减轻不良心理反应。当哮喘急性发作时,应加强巡视,了解患者的需要并予以及时处理。应沉着、冷静守护于床旁,安慰患者,使患者产生信任感和安全感。哮喘发作时,多伴有背部发胀、发凉的异常感觉,可采用背部按摩的方法使患者感觉通气顺畅,并通过暗示、说服、诱导等方法,使患者身心松弛,情绪渐趋稳定,以利于缓解症状。

6. 健康宣教

(1)疾病健康指导:告诉患者哮喘的病因、临床表现、控制目的和治疗效果,使患者对疾病有充分认识,提高患者在治疗中的依从性,做好患者的心理护理,帮助其克服惧怕心理,树立战胜疾病的信心,从而更好地预防发作和治疗疾病。指导患者及其家人认识到长期治疗哮喘的重要性,通过教育使患者了解哮喘虽不能彻底治愈,但通过长期、适当充分的治疗,完全可以有效控制,能坚持日常工作和生活。

(2)指导老年人预防疾病:很多因素可以诱发哮喘,比如过敏食物、动物毛、烟雾、被褥和枕头的灰尘、扫地飞扬的尘土、强烈的气味和气雾剂、树和花的粉絮,以及天气变化、感冒、情绪变化、运动和劳累等。哮喘病人应避开过敏源。坚持体育锻炼,如散步、打太极拳等。根据患者体质情况,可适当进行冷水浴,以增强机体抵抗力,但要避免剧烈运动。嘱患者随身携带止喘气雾剂,出现哮喘发作先兆时,立即吸入并保持平静,以迅速控制症状。

(3)指导患者进行自我病情监测:做好哮喘日记,包括每日的症状、用药情况。出现以下情况时,应及时就医。一是轻症患者自我治疗3天后,未见任何缓解迹象,应速去医院检查诊治。二是哮喘发作严重,出现呼吸困难,呼吸时鼻孔张大,大量出汗,口唇、指甲变灰或青紫,呼吸时肋间和颈部周围皮肤内陷,心跳或脉搏非常快,经喷药、服药仍不缓解时,应及时去医院诊治,以免发展成为哮喘持续状态。三是哮喘严重发作时,可出现气胸、纵隔气肿、肺不张等危及生命的症状,一旦发生,患者会表现出烦躁不安、气急、胸痛、出冷汗、血压下降、呼吸困难加剧,应立即送医院急诊急救。

六、预防及康复

(1)适当加强身体锻炼,如坚持做操,打太极拳,进行呼吸训练等,增强体质,预防哮喘发生。

(2)尽可能找出过敏源,避免接触。对一些无法回避的过敏源,如粉尘、花粉、尘螨、真菌等也可采用脱敏疗法或迁移疗法。不养宠物,避免接触刺激性气体,预防呼吸道感染。外出戴围巾或口罩,避免冷空气刺激。避免食用可能诱发哮喘的药物,如阿司匹林、普萘洛尔、吲哚美辛等。

(3)及时治疗或去除鼻窦、扁桃体、气管、支气管、肺等部位的炎症及病灶,预防感染。

(4)在秋冬季节,采取防寒、耐寒、抗寒的措施。避免受寒过劳,避免因感冒、支气管炎等诱发哮喘发作。

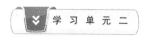

(5)注意休息,要节制房事,保证充足的睡眠。避免情绪激动、剧烈运动、持续喊叫等过度换气动作,预防诱发精神神经性哮喘。

(6)吸烟会引起支气管痉挛、分泌物增加,诱发或加重哮喘发作,因此要绝对戒烟,酒亦禁忌之。喝茶有利于排痰,解痉平喘,改善肺的通换气功能,缓解症状,可予患者喝茶以辅助治疗。

(7)对过敏体质的老人,忌食海鲜、生冷腌菜、辛辣或肥腻的食物,以免诱发哮喘发作。宜食用清淡、易消化且维生素丰富的食物,多饮水。

(8)于发病季节前两个月开始给患者注射哮喘疫苗,常用三联(甲型链球菌、白色葡萄球菌、奈瑟球菌)或五联(上述三联加肺炎球菌、流感嗜血杆菌),进行非特异性免疫治疗。

子单元六 肺结核的管理与康复

 案例导入

▲**患者**:女性,65 岁。

▲**主诉**:反复咳嗽、咳痰、喘息、胸痛、咯血,伴低热、盗汗、乏力 1 个月。

▲**现病史**:2 个月前其弟弟咳嗽、咯血、胸痛、发热,患者曾多次探望,其弟弟随后确诊为肺结核。近 1 个月患者出现咳嗽、咳痰、胸痛、少量咯血,痰中带血丝,伴低热,体温最高达 37.5 ℃,多于午后潮热,夜间盗汗明显,乏力、食欲减退,自服氨苄西林后症状无好转。无明显呼吸困难。

▲**既往史**:糖尿病病史 10 余年。无吸烟史。否认药物过敏史。

▲**体格检查**:体温(T)37.7 ℃,脉搏(P)88 次/min,呼吸频率(R)19 次/min,血压(BP)136/84 mmHg。

神志清楚,营养状况一般,精神不振,双肺呼吸音清,可闻及散在的干鸣音,心律齐,心率 80 次/min。腹部平软,肝脾未及,双下肢无水肿。

▲**实验室检查**:白细胞 $7.5×10^9$/L,中性粒细胞 68%。

▲**胸部 X 线检查**:双肺纹理略紊乱,右上肺叶的尖后段小片状阴影,无明显空洞。

痰培养为结核分枝杆菌感染。

▲**任务**:①为该名患者拟订完善的照护方案。

②为该名患者拟订具体的健康宣教策略。

▲**任务描述**:

肺结核是严重危害人类健康的主要传染病。全球约有 20 亿人口曾被结核菌感染,每年约 300 万人死于结核病。我国属于结核病高负担、高危险性的 22 个国家之一,有近一半人口曾被结核菌感染,每年约 13 万人因结核病而死亡。

近 50 年来,由于高效抗结核药物的问世和合理应用,防结核事业快速发展,结核病发病率显著下降。然而,由于获得性免疫缺陷综合征(艾滋病)的感染、流行以及流动人口的增多,近年来有些地区结核病发病率又有回升趋势,故仍应重点防治本病。我们需要做好对肺结核患者的照护工作,了解发病因素,掌握临床表现,熟悉治疗方案,能够为该病患者制订合

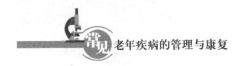

理的照护方案,并能够开展预防该疾病的健康教育宣讲等。

▲**任务实施:**

①将每 5 人视为一个小组,全班开展讨论。

②以小组为单位,对肺结核患者的管理与康复相关知识进行自学,并对案例内容进行讨论及分析。

③各小组派出代表,将各自的自学、讨论结果进行展示。

▲**任务总结:**

①教师对各小组讨论结果进行点评及分析。

②教师对任务描述中的相关内容进行总结。

 知识链接

肺结核是由结核分枝杆菌引起的慢性呼吸道传染病。结核杆菌侵入人体后,可累及全身各个器官,但以肺结核最为多见,约占 90%。

一、肺结核的传播

(一)结核分枝杆菌

结核菌属分枝杆菌,包括人型、牛型、非洲型和鼠型四类,其中使人类致病的主要是人型菌,大约占 90%,其次为牛型菌。

结核菌生长缓慢,在 37 ℃环境下,培养时间为 2~8 周。结核菌对外界环境抵抗力较强,能耐寒、耐干燥、耐潮湿,在干燥环境中可存活数月或数年,在阴湿处可生存 5 个月以上。但对热和紫外线照射的耐受力很弱,如采取烈日下暴晒 2~7 h,或煮沸 5 min,病房或实验室利用 10W 紫外线灯具在距离 0.5~1 m 处照射物体 30 min 等措施均能杀灭结核菌。在常用杀菌剂中,以 70% 乙醇为最好,一般在接触 2 min 内即可杀死结核菌。

(二)流行环节

1. 传染源

痰结核分枝杆菌阳性的肺结核患者是结核病传播的主要来源。消毒不严的牛奶也可成为牛型结核分枝杆菌的传染源。

2. 传播途径

主要通过呼吸道传播。健康人吸入患者咳嗽、打喷嚏时喷出的带菌飞沫可引起肺部结核杆菌感染。患者随地吐痰,痰液干燥后结核分枝杆菌随尘埃飞扬,也可造成吸入感染。饮用未消毒的带菌牛奶引起消化道感染,经皮肤伤口及泌尿生殖道等途径感染则很少见。

3. 易感人群

人体对结核分枝杆菌的自然抵抗力可能由巨噬细胞介导并受遗传基因控制。生活贫苦、居住拥挤、营养不良等社会经济因素也是结核病的重要易患因素。婴幼儿、老年人结核病患病率较高。老年人由于容易合并各种慢性疾病,而且细胞介导的免疫功能减退,更容易

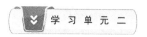

发生肺结核。

(三)人体反应性

1. 免疫力

人体对结核菌的免疫力包括自然免疫力(非特异性)和获得性免疫力(特异性)两种,后者是通过接种卡介苗或感染结核菌后所获得的免疫力,其免疫力强于自然免疫力,但两者对机体保护作用都是相对的,与全身状况和营养状态关系密切。当量少、毒力弱的结核菌侵入机体,且机体免疫力较强时,可防止结核病的发生或病变程度较轻。相反,当机体受到数量大、毒力强的结核菌侵袭,且人体免疫力低下时,则可导致结核病的发生或使已稳定的病灶重新活动。

2. 变态反应

这是指结核分枝杆菌侵入人体后4～8周,身体组织对结核菌及其代谢产物所产生的反应,属于Ⅳ型(迟发型)变态反应。

结核病的发生、发展与转归取决于侵入人体的结核菌数量、毒力、机体免疫力与变态反应的强弱。免疫对机体可起到保护作用,当多种因素造成机体抵抗力低下时,结核病即可不断发展。相反,若机体抵抗力较强,则即使存在结核菌感染,也不易发病或病变程度较轻。

二、临床分型

2004年起,我国实施新的结核病分类标准,概述如下。

(一)原发型肺结核

原发型肺结核包括原发复合征和胸内淋巴结结核,多见于儿童,或边远山区、农村初次进入城市的成人。症状多轻微而短暂,少数病儿有发热、咳嗽、盗汗、易哭闹、食欲减退、体重减轻等。绝大多数原发病灶可自行吸收,不遗留任何痕迹。X线胸片表现为哑铃状阴影,即原发病灶、引流淋巴管炎和肿大的肺门淋巴结,形成典型的原发复合征。

(二)血行播散型肺结核

血行播散型肺结核包括急性血行播散型肺结核及亚急性和慢性血行播散型肺结核。急性血行播散型肺结核多由原发型肺结核发展而来,多见于婴幼儿和青少年,特别是营养不良、患有基础疾病或使用免疫抑制剂等造成机体抵抗力低下的小儿。成人多继发于肺火肺外结核,由病灶中的结核分枝杆菌侵入血管内引起。起病急,全身毒性症状严重,可有持续高热、盗汗,虚弱明显,但很少出现呼吸困难,并发结核性脑膜炎时,可出现脑膜刺激征。亚急性及慢性者起病缓慢,病程较长,全身毒性症状较轻,如低热、消瘦、淋巴结肿大等。

(三)继发性肺结核

继发性肺结核是肺结核中的一个主要类型,多见于成人,病程长,易于反复发生。好发于上叶尖后段和下叶背段,肺结核分枝杆菌检查常为阳性。可出现以浸润病变为主、以空洞病变为主、以增殖病变为主或干酪样病变为主等多种病理改变。继发性肺结核包括浸润性肺结核、空洞性肺结核、纤维空洞性肺结核、结核球、干酪样肺炎等。

(四)结核性胸膜炎

在结核性胸膜炎发展过程的不同阶段,可出现结核性干性胸膜炎、结核性渗出性胸膜炎和结核性脓胸。干性胸膜炎以胸痛为主要表现,深吸气或咳嗽时加重,可闻及胸膜摩擦音,X线检查无异常。渗出性胸膜炎和结核性脓胸患者的全身毒血症状明显,随着胸水量的增加,胸痛减轻或消失,可出现胸闷、气促。

(五)菌阴肺结核

菌阴肺结核为三次痰涂片及一次培养阴性的肺结核。但具有典型肺结核临床症状和胸部X线表现,抗结核治疗有效,同时临床可排除其他非结核性肺部疾患。

(六)其他肺外结核

根据发生结核的部位及脏器命名,如骨结核、结核性胸膜炎、肾结核、肠结核等。

三、临床表现

肺结核的临床表现不一,其轻重与病变的性质、范围及机体反应性有关。

(一)全身中毒症状

全身症状包括午后低热、盗汗、疲乏、体重下降、面部潮红、心悸、失眠等。少数患者可有高热。女性患者可出现月经不调,甚至闭经等自主神经功能紊乱症状。常见肺结核发热具有3个主要特点:长期发热;热型多样,表现为午后低热;多不伴有畏寒或寒战。老年人常无发热,但出现乏力、食欲不振、体重减轻等症状时应引起重视。

(二)呼吸系统症状

1. 咳嗽

咳嗽是肺结核最常见的症状。咳嗽较轻,干咳或有少量黏液痰。有空洞形成时,痰量增多,若合并其他细菌感染,痰可呈脓性。如合并支气管结核,表现为刺激性咳嗽。

2. 咯血

咯血是肺结核患者常见的症状,有1/3～1/2的患者可反复咯血,咯血量不等,轻者痰中带血丝,重者可大量咯血。但肺结核咯血并不代表病情加重。咯血后持续高热常提示病灶播散。大咯血时可出现失血性休克,有时血块阻塞大呼吸道,引起窒息。

3. 胸痛

当胸膜受累时可有相应部位的胸痛,为胸膜性胸痛,随呼吸运动和咳嗽加重。

4. 呼吸困难

慢性重症肺结核患者呼吸功能明显减退时可出现渐进型的呼吸困难。并发大量胸腔积液时,可有急骤发生的呼吸困难。干酪样肺炎也可出现呼吸困难。

(三)变态反应

有些肺结核患者有变态反应的表现,出现类似风湿热症状,表现为结节性红斑及环形红斑,以前者多见,好发于四肢伸侧面及踝关节附近,间歇出现。

(四)体征

病变范围、病变部位及病程不同,体征也不一样。早期病灶小或在肺组织深部,多无异常体征。病变范围较大,则患侧呼吸运动减弱,叩诊浊音,听诊有支气管呼吸音;纤维空洞病变为主且病程长时,有患侧胸廓塌陷,气管移位,叩诊浊音,听诊呼吸音降低或闻及湿啰音,

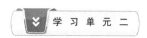

对侧可有肺气肿的体征。

（五）主要实验室检查

1. 痰结核菌检查

痰结核菌检查是确诊肺结核最可靠的方法。痰菌阳性说明病灶是开放性的,患者目前有传染性,应予以呼吸道隔离。

2. 胸部 X 线检查

胸部 X 线检查为早期诊断肺结核的重要方法,在确定病变部位、范围、性质,了解其演变,选择治疗方案、评估预后等方面具有重要价值。X 线可显示云雾状、边缘模糊的浸润性病灶;密度较高、浓度不一、呈片状阴影的干酪性病灶;有环形边界透光区的空洞;斑点、结节状、密度较高、边缘清楚的纤维钙化病灶。

3. 结核菌素实验

本实验在其他情况下应用较多,如调查感染率、选择卡介菌接种对象等,而在结核病的诊断和鉴别诊断中的应用价值有限,只是对儿童及青少年的结核病诊断有一定参考意义。世界卫生组织与国际防痨和肺病联合会推荐使用纯蛋白衍化物(PPD),以提高敏感性,减少非特异性反应的发生,同时利于各国之间结核感染率的比较。

试验方法:通常取 0.1 mL(5IU),在左前臂屈侧做皮内注射。试验后 48～72 h 观察局部反应,测定皮肤硬结直径,并记录结果。

结果观察:硬结直径小于 5 mm,视为阴性(－);5～9 mm,视为弱阳性(＋);10～19 mm,视为阳性(＋＋);超过 20 mm,或虽小于 20 mm,但局部皮肤出现水疱、淋巴管炎及组织坏死,均为强阳性(＋＋＋)。本试验反应越强,对结核病的诊断,特别是对婴儿结核病的诊断越重要。

一般来说,儿童结核菌素试验是阴性表明未曾受到结核菌感染,可排除结核病。3 岁以下婴幼儿呈强阳性反应者,即使无症状,也应视为活动性肺结核。而成人结核菌素试验出现阳性反应仅表示曾受过结核菌感染或接种过卡介苗,并不表示一定患病。结核菌素试验呈阴性除提示没有结核菌感染外,还可见于变态反应前期(4～8 周前)、重症结核、使用糖皮质激素或免疫抑制剂、严重营养不良、HIV 病毒感染、恶性肿瘤、年老体弱及危重患者。

四、治疗原则

（一）抗结核药物

活动性结核的化疗应遵循早期、联合、规律、足量、全程五大原则。常见抗结核药物有异烟肼、利福平、链霉素、乙胺丁醇、对氨基水杨酸钠等。抗结核新药有利福喷丁、氟喹诺酮类、卫非宁等。

（二）化疗方法

根据抗结核药物和细菌的相互作用,化疗通常分为两个阶段。第一阶段为强化治疗,目的在于杀灭正在生长繁殖的结核菌,使痰菌转阴,病灶吸收,以迅速控制病情。第二阶段为维持治疗或巩固治疗,目的在于消除生长代谢缓慢的结核菌,以达到灭菌、减少复发和彻底治愈的目的。

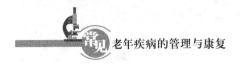

(三)肾上腺糖皮质激素

重症肺结核或结核性渗出性胸膜炎伴有高热等严重中毒症状时,可在有效抗结核药物应用前提下,加用糖皮质激素,如泼尼松,以改善中毒症状,加速渗透吸收,减少胸膜粘连。

(四)咯血防治

1. 镇静止咳

情绪紧张者可给予地西泮口服,咳嗽剧烈者可应用镇咳剂减轻咳嗽,减少咯血,如哌替啶、可待因、复方桔梗片,但禁用吗啡,防止抑制呼吸中枢和咳嗽反射。

2. 止血

少量咯血可口服卡巴克洛、云南白药,静脉注射酚磺乙胺、维生素 K_1、巴曲酶等;中量、大量咯血用垂体后叶素 5~10 单位加入 25% 葡萄糖注射液 20~40 mL 中,缓慢静脉推注,必要时静脉滴注维持治疗。

3. 输血

大量咯血时可少量多次输新鲜血,有助止血,失血性休克时输血以补充血容量。

4. 经纤维支气管镜止血

可在支气管镜直视下,对出血部位灌注凝血酶或 1:2000 去甲肾上腺素;也可采用球囊压迫性止血。

5. 手术治疗

反复大量咯血,内科治疗无效,出血部位明确,全身状况好,可行手术治疗。

五、照护措施

(一)生活照护

1. 环境管理

居室应注意定时通风换气,保持室内空气清新,保持适宜的温度、湿度。有条件者建议独居一室,室内保持良好通风。可选择空气新鲜、气候温和的地方疗养,以促进身体的康复,增强抵抗疾病的能力。

2. 饮食管理

肺结核是一种慢性消耗性疾病,应为患者制订全面的饮食营养计划。应注意补充丰富和充足的营养,给予高热量、高蛋白、高维生素的食物,以增强抵抗力和机体修复能力,促进病灶愈合。牛奶、鸡蛋、大豆、鱼肉、新鲜蔬菜和水果都对康复有利,同时要注意增进食欲和膳食搭配,戒烟酒。监测体重,每周测体重并记录,判断患者营养状况是否改善。

3. 休息管理

(1)肺结核患者症状明显,有咯血、高热等严重结核病毒性症状,或结核性胸膜炎伴大量胸腔积液者,应卧床休息,不可劳累。

(2)恢复期可适当增加户外活动,如散步、打太极拳、做保健操等,加强体质锻炼,充分调动人体内在的康复能力,增进机体免疫功能,提高机体的抗病能力。

(3)轻症患者在坚持化学治疗的同时,可进行正常工作,但应避免劳累和重体力活动,保持足够的睡眠和休息时间,做到劳逸结合。

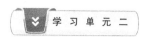

(4)痰涂片阴性和经有效抗结核治疗 4 周以上,没有传染性或只有极低的传染性的患者,应鼓励其过正常的家庭和社会生活,减轻肺结核患者的社会隔离感和因患病引起的焦虑情绪。

(二)医学护理

1. 生命体征监测

注意体温、脉搏、呼吸等变化,若持续高热不退、脉搏快速、呼吸急促,则提示病情加重,应加强护理。注意室内通风换气,有盗汗者应及时用温毛巾擦干身体,并更换潮湿衣服,棉被不宜太厚,有条件者可每天沐浴。

2. 对症干预

保护易感人群,加强体育锻炼,增强体质以提高机体抵抗力,注意营养的摄取。对未受过结核菌感染,如新生儿及结核菌素试验呈阴性的儿童,应及时接种卡介苗,使机体对结核菌产生获得性免疫力。

(1)咳嗽排痰:应观察记录痰液的色、质、量,痰液黏稠、咳痰费力者可适量多饮水,并采取适宜的排痰方法。

(2)胸痛:应卧床休息,可给予患侧卧位,指导患者避免剧烈咳嗽。

(3)呼吸困难:注意观察呼吸形态和生命体征,卧床休息,给予合理氧疗。

(4)发热:卧床休息,监测体温变化,高热时给予物理降温。

(三)用药护理

抗结核药物治疗的疗程长,应坚持按规定的化疗方案进行治疗,同时注意药物的副作用。口服对消化道有刺激作用的药物时,可在餐中给药;异烟肼可引起周围神经炎及皮疹,可同时服用维生素 B_6,避免饮酒、禁食奶酪等,不与抗酸药同时服用,合并糖尿病者应注意观察糖尿病有无恶化表现;链霉素可引起听神经及肾损害,要保证足够的液体补充,定期检查尿常规、肾功能和听力,老年人及有肾疾病的患者慎用;乙胺丁醇易引起视神经炎及皮疹,应定期复查视力及颜色分辨力;对氨基水杨酸钠可引起胃肠不适及肝损害,应餐后给药;利福平应空腹口服,不与米汤、牛奶同服,服用后体液及分泌物会呈橘红色,使隐形眼镜永久变色,服药期间监测肝功能,一旦发现问题,及时与医师联系,及早停药。

(四)并发症预防与护理

咯血是肺结核的主要严重并发症,而窒息是大咯血致死的主要原因,护理中应注意观察有无咯血等先兆征象以便及时处理。疼痛时采取患侧卧位,必要时给予止痛药缓解疼痛。

(五)咯血患者护理

1. 观察病情

应观察咯血的量、颜色、性质,尤其注意出血速度。测量血压、脉搏等生命体征,观察患者神志的改变,准确记录尿量。

2. 体位

少量咯血时应卧床休息。发生大量咯血应绝对卧床,病室内保持安静,协助患者取患侧卧位,以减少患侧呼吸动度,同时有利于健侧通气。

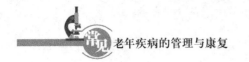

3. **大咯血时的护理**

(1)保持呼吸道通畅,鼓励患者在咯血时轻轻将血咯出,不可屏气,以免诱发喉头痉挛,导致窒息的发生。一旦患者出现胸闷、憋气、唇甲发绀、面色苍白、冷汗淋漓、烦躁不安等窒息征象,应立即取头低足高位,头偏向一侧,并轻叩背部,以促进呼吸道和口咽部血块的排出,必要时可行机械吸引,并做好建立人工呼吸道的准备。尽量减少患者的翻动,基础护理操作时动作要轻柔。

(2)吸氧。

(3)建立静脉通路:遵医嘱使用神经垂体后叶素等止血药物。

(4)心理管理:守护并安慰患者,解除其紧张、恐惧心理。精神紧张的可遵医嘱给予少量镇静剂,如地西泮等,禁用吗啡。

结核病是一种慢性传染性疾病,给患者及家属造成很大的心理负担,疾病的转归也直接影响患者的家庭和其社会生活能力。由于需要住院隔离治疗,家人和朋友不能与患者密切接触,加上疾病带来的痛苦,患者常感到孤独。病程长、长期服药进展不大时,患者易产生悲观情绪。当出现咯血时,患者会因此而感到紧张、恐惧。护理人员要观察患者是否有不良的心理反应,及时了解患者的心理状态,给予疏导,避免情绪波动,消除焦虑、孤独等不良心理反应,使患者对疾病有一个正确的认识,树立战胜疾病的信心。要给患者以心理支持,创造良好的环境,使其树立战胜疾病的信心,安心休养,积极配合治疗,直至真正治愈。选择力所能及并适合自己身体状态的娱乐、锻炼、学习方式和内容,注意劳逸结合,建立健康的生活方式,以最佳的心理状态接受治疗。同时做好患者家属和亲友的工作,不能冷淡和歧视患者,既要注意消毒隔离,又要关心爱护患者,给患者以精神支持。

(六)健康宣教

(1)疾病知识宣讲:肺结核是一种严重危害人类健康的传染病,是我国政府决定重点控制的疾病之一,肺结核病患者如果不彻底治疗就会完全丧失劳动能力,而且还会传染他人,对个人和家庭都是极大的危害。要有计划、有目的地向患者及家属逐步介绍有关疾病及药物治疗的知识。强调早期、联合、适量、规律、全程化学治疗的重要性,使患者积极配合治疗,督促患者按医嘱服药,建立按时服药的习惯,鼓励患者坚持全程化学治疗。

(2)指导老年人预防疾病:合理安排休息与活动,增强体质,提高抗病能力并促进康复。合理饮食,保证足够营养。注意环境舒适、心情愉悦。应让患者单独居住,没有条件的要做到分床,禁止同床共枕,对70岁以上的老人均应做到与患者分室居住。尽量做到患者不与家人同桌共餐。照顾患者时应戴口罩,且口罩需要每天浸泡消毒,定期进行胸部 X 线检查。若患者出现午后潮热、周身疲乏、胸闷、咳嗽、食欲减退、盗汗等症状时,应及时就诊。对痰液中结核菌呈阳性者,应配置专用用具,并定时消毒。

(3)指导患者进行自我病情监测:定期到医院复查胸片、痰菌检查、肝肾功能检查等,以了解病情变化,及时调整治疗方案。在全程、适量、联合用抗结核药的过程中,使用的抗结核药物都有不同程度的副作用和毒性,特别是可导致肝损害,因此,嘱患者必须按医生的要求按时来院复查,尤其是出现食欲不振、恶心呕吐、肝区不适、皮肤瘙痒等诸多不适时,应及时回院复查。

六、预防及康复

(一)接种卡介苗

卡介苗是活的无毒力的牛型结核分枝杆菌。可以使人体产生对结核分枝杆菌的特异免疫力,主要接种对象是新生儿,其次是结核菌素试验呈阴性的儿童和青少年。卡介苗不能预防感染,但能减少血行播散型肺结核和结核性脑膜炎的发生概率。卡介苗在三角肌外源下端皮内注射。注射后局部可出现红肿、破溃,一般在2~3周内出现,数周内自行结痂愈合。人工结核分枝杆菌感染可诱导机体产生抗结核杆菌的免疫力。对易感染者进行抗结核药物化学预防的目的是预防发病,以及防止结核分枝杆菌感染者已愈合、稳定的结核病复发。

(二)做好消毒隔离

1. 控制传染源

建立结核病防治网,加强卫生宣教,做到尽早发现患者并登记管理监督用药,按时复查防止传播。肺结核病程长、易复发和具有传染性,必须长期随访。

2. 切断传播途径

(1)对开放性肺结核患者,应有单独一套用物(包括餐具、痰杯等),定期消毒。

(2)患者所用餐具在食后煮沸消毒5 min后再刷洗。剩余饭菜煮沸10 min后丢弃。便器、痰具等可用0.1%过氧乙酸浸泡1 h消毒。

(3)患者所用卧具、书籍每日在日光下暴晒2 h,可杀死结核分枝杆菌。

(4)患者要戴口罩,不能随地吐痰,痰吐在纸上或硬纸盒内用火焚烧,也可加入等量的0.1%过氧乙酸加盖浸泡1 h杀死结核菌。患者咳嗽、打喷嚏要用手帕掩住口鼻,以防止飞沫传染。

(5)病室内应有较好的阳光和通风条件。可用紫外线等照射,每日早晚各1 h,彻底消毒。

3. 保护易感人群

加强体育锻炼,增强体质以提高机体抵抗力,注意营养的摄取。对未受过结核菌感染者,如新生儿及结核菌素试验呈阴性的儿童,应及时接种卡介苗,使机体对结核菌产生获得性免疫力。对受结核分枝杆菌感染易发病的高危人群,如获得性免疫缺陷综合征(艾滋病)感染者,硅沉着病、糖尿病患者等,可应用预防性化学治疗方法。

子单元 ❼ 呼吸衰竭的管理与康复

 案例导入

▲**患者**:男性,67岁。

▲**主诉**:反复咳嗽、咳痰25年,病情加重1周,呼吸困难、神志恍惚1天。

▲**现病史**:20余年来患者经常咳嗽,咳出白色痰液,每逢气候变化或劳累时,咳嗽和咳痰症状加重。冬季病情易复发,常持续2~3个月。6年前开始出现气喘症状,且症状逐渐加重,易出现疲劳感,平时予以氨茶碱治疗后症状可有所减轻。1周前,患者受凉后出现咳

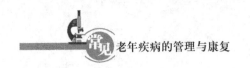

嗽和咳痰症状加重,痰液呈黏液黄色脓痰,且不易咳出。每日痰液量约 30 mL,伴有明显气促和胸闷症状。入院前 1 天,家人发现患者出现呼吸困难,伴有嗜睡和神志模糊表现。

▲**既往史**:吸烟史 38 年,每天 1 包烟,已戒烟 2 年。无高血压、心脏病史。否认药物过敏史。

▲**体格检查**:体温(T)37.1 ℃,脉搏(P)106 次/min,呼吸频率(R)27 次/min,血压(BP)134/85 mmHg。

神志恍惚,营养状况一般,皮肤弹性状况稍差。呼吸急促,口唇发绀,胸廓呈桶状,呼吸运动减弱,语颤减弱,叩诊呈过清音,心浊音界不易叩出,肺下界和肝浊音界下移,呼吸音减弱。双肺可闻及散在的干啰音和哮鸣音,右下肺部可听到细湿啰音。心律齐整,心率 110 次/min,腹部平软,肝脾未及,肝颈静脉反流征(一),双下肢未伴有水肿。

▲**实验室检查**:白细胞 $14.5×10^9$/L,中性粒细胞 88%。

血气分析:pH 7.31,PaO_2 6.65 kPa(50 mmHg),$PaCO_2$ 8.65 kPa(65 mmHg)。

▲**胸部 X 线检查**:双肺透亮度增加,肺血管纹理增多、增粗且紊乱,右下肺可见片状阴影,心影狭长。

▲**任务**:①为该名患者拟订完善的照护方案。

②为该名患者拟订具体的健康宣教策略。

▲**任务描述**:

呼吸衰竭简称呼衰,是呼吸功能的衰竭,病死率极高。多种疾病如呼吸系统疾病(包括感染、哮喘、阻塞性肺疾病、肺结核、肺血管疾病、气胸等),脑血管疾病(脑出血、脑卒中等),胸廓外伤,手术损伤,神经肌肉病变,颅脑外伤感染,脊髓疾病等都可直接或间接抑制呼吸中枢,引起通气不足,导致呼吸衰竭,最终死亡。因此,需要做好对呼吸衰竭患者的照护工作,了解发病因素,掌握临床表现,熟悉治疗方案,能够为该病患者拟订合理的照护策略,并能够开展预防该病的健康指导。

▲**任务实施**:

①将每 5 人视为一个小组,全班开展讨论。

②以小组为单位,对呼吸衰竭患者的管理与康复相关知识进行自学,并对案例内容进行讨论及分析。

③各小组派出代表,将各自的自学、讨论结果进行展示。

▲**任务总结**:

①教师对各小组讨论结果进行点评及分析。

②教师对任务描述中的相关内容进行总结。

知识链接

呼吸衰竭简称呼衰,是肺通气和换气功能受到严重损害,导致缺氧和二氧化碳潴留,动脉血氧分压(PaO_2)≤8 kPa(60 mmHg)和(或)动脉血二氧化碳分压($PaCO_2$)≥6.67 kPa(50 mmHg),并产生一系列生理功能和代谢紊乱的临床综合征。根据病程划分为急性呼吸衰竭和慢性呼吸衰竭;按动脉血气测定分为Ⅰ型呼吸衰竭和Ⅱ型呼吸衰竭,前者患者动脉血中仅动脉血氧分压降低,后者动脉血氧分压降低的同时伴有动脉血二氧化碳分压升高。

一、发病原因

(1)气道阻塞性病变:COPD、重症哮喘等。

(2)肺组织病变:肺炎、肺气肿、严重肺结核、弥漫性肺纤维化、肺水肿、硅沉着病等。

(3)肺血管疾病:肺栓塞、肺血管炎等。

(4)胸廓与胸膜病变:胸部外伤、自发性或外伤性气胸、脊柱畸形、大量胸腔积液或伴有胸膜肥厚与粘连、强直性脊柱炎、类风湿性脊柱炎等。

(5)神经肌肉病变:脑血管疾病、颅脑外伤、脑炎、镇静催眠剂中毒、脊髓损伤、脊髓灰质炎、多发性神经炎、重症肌无力、有机磷中毒、破伤风及严重的钾代谢紊乱等。

二、临床表现

(一)呼吸困难

多数患者有明显的呼吸困难,可表现为呼吸频率、节律和幅度的改变。早期表现为呼吸频率增快,病情加重时出现呼吸困难,辅助呼吸肌活动加强,如三凹征。中枢性呼吸衰竭表现为呼吸节律改变如潮式呼吸。COPD所致的呼吸衰竭表现为呼吸费力伴呼气延长或浅快呼吸。

(二)发绀

发绀是缺氧的典型表现。临床上当血氧饱和度(SaO_2)<80%或动脉血氧分压(PaO_2)<6.67 kPa(50 mmHg)时,口唇、指甲、舌等发绀,贫血者发绀不明显或不出现。

(三)精神神经症状

缺氧可引起判断力减退、轻度共济失调、焦虑不安、失眠、眩晕等,高碳酸血症可引起头痛、嗜睡、昏迷、肌肉震颤和颅内压升高等。

(四)循环系统症状

缺氧和二氧化碳潴留可引起心率增快、心律失常和血压改变。二氧化碳潴留时外周血管扩张,出现皮肤潮红、温暖多汗。

(五)其他

可出现消化道出血,肝、肾功能损害,弥漫性血管内凝血等表现。

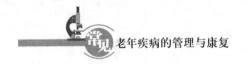

三、治疗原则

呼吸衰竭总的治疗原则是：加强呼吸支持，包括保持呼吸道通畅、纠正缺氧和改善通气等；进行呼吸衰竭病因和诱发因素的治疗；加强一般支持治疗和对其他重要脏器功能的监测和支持。

（一）保持呼吸道通畅

这是最基本、最重要的治疗措施。清除呼吸道分泌物，缓解支气管痉挛，使用祛痰、解痉、平喘药物，稀释痰液及扩张支气管，鼓励患者咳出痰液，必要时应行气管插管或气管切开，建立人工气道。

（二）氧疗

氧疗是改善低氧血症的主要手段。Ⅰ型呼吸衰竭给予高浓度氧疗；Ⅱ型呼吸衰竭采取低流量（1～2L/min）持续吸氧。此方法既能纠正严重缺氧，又能防止二氧化碳潴留加重。

（三）增加通气量

应用呼吸兴奋剂，如尼可刹米，能提高呼吸中枢兴奋性，增加通气量，降低二氧化碳分压，并提高氧分压。但应注意必须在呼吸道通畅的情况下使用。药物治疗无效时，应考虑建立人工气道和机械通气支持。

（四）控制感染

呼吸道感染是呼吸衰竭最常见的诱因，可结合痰培养及药敏试验结果来选择抗生素。

（五）保持内环境平衡

及时纠正酸碱平衡及电解质紊乱。

（六）防治并发症

积极防治肺性脑病、休克、上消化道出血、心律失常、急性肾衰竭、弥漫性血管内凝血等并发症。

（七）营养支持

对昏迷患者可予以鼻饲，必要时给予静脉高营养治疗。

四、照护措施

（一）生活照护

1. 环境管理

居室应注意定时通风换气，保持室内空气清新，维持适宜的温度、湿度。

2. 饮食管理

保证营养摄入，鼓励神志清醒的患者自行进食，给予高蛋白、高脂肪、低碳水化合物和适量维生素、微量元素、易消化的流质饮食。高碳水化合物饮食会产生大量二氧化碳和消耗大量的氧气，从而增加肺通气负担。对昏迷或气管插管的患者，应考虑鼻饲。胃肠功能差的患者，可用静脉高营养补充机体消耗，提高抗病能力，促进康复。

3. 休息管理

一般呼吸衰竭患者取半卧位或坐位,趴伏在床桌上,并尽量减少自理活动和不必要的操作。指导患者节省体力,协助患者完成日常活动。

(二)医学护理

1. 生命体征监测

观察患者的神志、呼吸频率和节律、发绀程度、脉搏、心律和血压的变化,准确记录出入量,判断肾功能的情况,注意呕吐物及大便的颜色、性状,如发现有消化道出血,应及时报告并采取相应措施。

2. 氧疗

根据基础疾病、呼吸衰竭的类型和缺氧的严重程度选择适当的给氧方法和吸入氧分数。

(1)浓度:Ⅰ型呼吸衰竭给予高浓度氧疗(5~8 L/min),Ⅱ型呼吸衰竭给予低流量(1~2 L/min)持续吸氧。

(2)方法:轻度呼吸衰竭和Ⅱ型呼吸衰竭的患者可用鼻导管和鼻塞给氧。严重低氧血症和呼吸状态不稳定的Ⅰ型呼吸衰竭患者可用普通面罩或无重复呼吸面罩给氧。

(3)观察效果:呼吸困难缓解、发绀减轻、心率减慢,表示氧疗有效。意识障碍加深或呼吸过度表浅、缓慢,可能为二氧化碳潴留加重。应及时调整吸氧流量,保证氧疗效果,防止氧中毒和二氧化碳麻醉。

(4)注意事项:保持吸入氧气湿化,吸氧管道、面罩妥善固定、通畅、清洁,定期更换消毒,防止交叉感染。

3. 对症护理

如有发热,则应予以药物或物理(冷敷、乙醇擦浴等)降温,监测体温,避免高热引起休克、脱水等病症。

4. 用药护理

按医嘱及时准确给药,观察疗效及不良反应。应用呼吸兴奋剂,保持呼吸道通畅,适当提高吸入氧浓度,静滴时不宜速度过快,注意观察神志、呼吸频率和节律、动脉血气的变化,若出现恶心、呕吐、烦躁、面色潮红、皮肤瘙痒等现象,应减慢速度并及时通知医生。出现严重不良反应要及时停药;Ⅱ型呼吸衰竭患者禁用对呼吸有抑制作用的药物,如吗啡等,慎用其他镇静剂,如地西泮等,以防止导致呼吸抑制的严重后果。

5. 备好各种抢救器材和药品

如呼吸机、吸引器、气管插管、气管切开包、呼吸兴奋剂、强心利尿剂等,以方便对危重患者进行抢救。

6. 保持呼吸道通畅

(1)清除呼吸道分泌物:

①呼吸急促,水分大量蒸发,导致气管内分泌物黏稠甚至干燥。应鼓励患者饮水,进行雾化吸入或通过静脉输液补充水分,应用氨溴索、祛痰灵、溴己新等药物,促进痰液排出。

②呼吸衰竭的患者咳嗽无力或咳嗽反射迟钝会导致痰液潴留,应帮助其翻身叩背,病情允许可行体位引流,帮助其将痰液咳出。

③应用雾化吸入疗法,在雾化液中加入祛痰药物、支气管扩张剂和抗生素等,使药物直

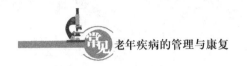

接作用于局部,达到治疗的目的。

(2)缓解支气管痉挛:临床常用支气管扩张剂有 β_2 受体激动剂、茶碱类药物、胆碱能阻滞剂、肾上腺皮质激素等来缓解支气管痉挛。

7. 机械通气的护理

包括经鼻、口、气管插管及气管切开,需专人看护,护理时应观察神志、生命体征、末梢循环、血气分析等。老年人皮下脂肪及供血减少,皮肤变薄,易发生褥疮且不易愈合,应加强皮肤护理,口腔及会阴护理,对神志不清的患者要注意保持静脉插管、导尿管、胃管等管腔通畅,保证呼吸机正常运行。为保证机体需要,应常规鼻饲匀浆饮食。另外,需注意以下几点。

(1)气管插管应固定,不可使插管上下滑动。

(2)吸痰时注意无菌操作,动作宜轻柔迅速。

(3)气管套管的纱布应保持清洁干燥,每天更换 2～3 次,经常检查创口周围皮肤,保持清洁。

(4)气囊要定时放气,一般每 4 小时放气 1 次,每次 5 min,以防止气囊长期压迫气管黏膜而引起溃疡或坏死。

(5)病情稳定后适时拔管,脱机时医护人员在场监护并加强氧疗,也可同时使用少量呼吸兴奋剂。

8. 防止误吸

呼吸衰竭的患者由于全身衰弱或神志不清,口咽部分泌物或呕吐物易被吸入气道,造成吸入性肺炎或肺不张。为了防止误吸,患者在进食时应采取半卧位或侧卧位,头偏向一侧,并及时洗净口咽部分泌物。

(三)心理管理

慢性呼吸衰竭患者对病情和预后有所顾虑,会产生紧张和焦虑情绪,对治疗丧失信心。因此,应多了解和关心患者,明白患者的心理诉求,让患者说出或写出引发焦虑的因素,指导患者放松、分散注意力和产生引导性想象等,缓解患者的焦虑和紧张。特别是对建立人工气道和使用呼吸机的患者,应经常床旁巡视、照料,通过语言或非语言方式与患者交流。在采取医疗护理措施前,应向患者解释以取得配合。对病情危重的患者语言要清晰、简要、易懂,配合非语言沟通。对使用呼吸机的患者要教会患者理解和使用非语言沟通,如表情、肢体语言、书写等,以及时了解患者的需求及心理状态,以便提供必要的帮助,协助患者克服不良的心理反应。

(四)健康宣教

1. 疾病知识教育

向患者传授所患疾病的有关医学护理方面的知识技能,鼓励患者积极参与护理活动,提高自我护理保健能力,以帮助自己早日康复。让患者及家属掌握合理的家庭氧疗方法和注意事项。

2. 指导老年人预防疾病

指导患者学习自我护理的技能,教会患者及家属呼吸运动锻炼的方法,如缩唇呼吸、腹式呼吸,提高呼吸功能,延缓肺功能恶化;掌握排痰及氧疗技术,如有效咳嗽、咳痰、体位引

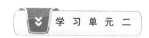

流、叩背和家庭氧疗等,以利于快速康复。指导增强体质的方法,根据肺功能的状况制订合理的休息和运动计划,掌握减少氧耗量的活动与休息方法,劳逸结合,加强营养,合理膳食,加强耐寒训练,坚持用冷水洗脸。指导患者避免诱因,少去人群拥挤的公共场所,尽量避免与呼吸道感染患者接触,以减少感染的机会,预防上呼吸道感染,避免吸入刺激性气体,对吸烟患者制订戒烟计划并按计划戒烟。

3. 指导患者进行自我病情监测

若有咳嗽加剧,痰液增多和变黄,气急加重及神志改变等变化,应尽早就医。

五、预防及康复

(一)预防上呼吸道感染

寒冷季节或季节变换时应减少外出,避免到空气污浊的公共场所活动。室内空气应清新,空气流通;吸烟患者应戒烟;鼓励患者加强呼吸肌锻炼,坚持做缩唇呼吸、腹式呼吸以改善通气。增强体质,患者每天可用冷水洗面洗鼻,摩擦颈部,增强耐寒能力。

(二)对疾病做到早诊断、早治疗

密切观察患者的临床症状、体征,及早发现呼吸衰竭征兆。早期诊断、早期治疗直接影响预后,错失时机的过晚抢救可造成被动局面,造成心、脑、肾等重要脏器不可逆的损害,因此,对于败血症、肺挫伤、多发性长骨骨折、大量输血(6 h 输入超过 1000 mL 的血)、低血压持续 2 h 以上的高危人群均应密切观察,防止成人呼吸窘迫综合征的发生。对 COPD 患者;一旦合并急性上呼吸道感染,就应高度警惕发生呼吸衰竭的可能。

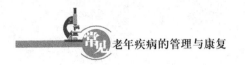
◆学习单元三 **消化系统常见病的管理与康复**

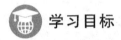

◎知识目标：

①熟悉老年消化系统常见病的病因、临床表现、并发症。

②掌握老年消化系统常见病的预防与照护保健知识。

③掌握老年人腹痛的正确辨别、判断方法及急救护理。

④了解老年消化系统常见病的治疗原则，正确指导患病老年人用药。

◎能力目标：

①能够做好预防老年消化系统常见病的工作。

②能够对患有消化系统疾病的老年人拟订合理的照护策略。

③能够根据病情选择合理的护理技术并正确实施。

④能够对老年人进行消化系统常见病的健康教育。

⑤具有关爱、尊重患病老人的职业素养和团队协作精神。

➡总　述⬅

消化系统包括口腔、咽、食管、胃、小肠（十二指肠、空肠和回肠）、大肠（盲肠、阑尾、结肠、直肠和肛管）、肝、胆、胰及腹膜、肠系膜、网膜等脏器，主要生理功能是摄取和消化食物、吸收营养和排泄废物。肝是体内物质代谢最重要的器官，胃肠道的运动、分泌功能受神经内分泌调节。此外，消化系统还具有免疫功能。

消化系统的疾病为器质性或功能性疾病，病变可局限于消化系统或累及其他系统，属于常见病。其发病原因复杂，包括感染、外伤、理化因素、大脑皮质功能失调、营养缺乏、代谢紊乱、吸收障碍、肿瘤、自身免疫、遗传和医源性因素等。消化系统疾病容易发生感染、炎症和损伤，尤其是肿瘤的发病率较高。

消化系统疾病的症状包括恶心、呕吐、腹痛、腹泻、吞咽困难、嗳气、反酸、灼热感、厌食或食欲不振、腹胀、便秘、黄疸、呕血与黑便，体征因不同的病变性质和部位而有差别，主要以腹部体征为主。查体时重点进行腹部检查。辅助检查包括血液检查、内镜、超声、X线检查、脏器功能检查、胃肠动力学检查、活组织检查和脱落细胞检查，必要时可行剖腹检查。治疗方

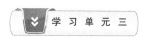

式有饮食治疗、药物治疗和手术治疗。

老年人消化器官的老化,日常活动量减少,基础代谢率低,易导致消化功能减退,吸收和排泄功能发生障碍,这使老年人的消化系统受到损害,发生消化系统疾病,直接影响老年人的生活质量和健康长寿。

子单元一　慢性胃炎的管理与康复

 案例导入

▲**患者**:男性,68 岁。

▲**现病史**:5 年前饮酒后出现上腹部疼痛、恶心、反酸,予以胃苏冲剂口服后好转。此后病情反复发作,多与饮酒,过量食用辛辣、刺激、寒冷食物及受凉有关,1 周前再次饮酒后上腹部疼痛加重,以胀痛为主,伴恶心未吐、反酸、嗳气、食欲不振,无腹泻,无便血。

▲**既往史**:体格健壮,无肝炎病史。饮酒史 18 年,每日 3 两白酒或 2 瓶啤酒。否认药物过敏史。

▲**主诉**:反复上腹部胀痛、不适、嗳气、反酸、恶心 5 年,加重 1 周。

▲**体格检查**:体温(T)36.4 ℃,呼吸频率(R)18 次/min,脉搏(P)78 次/min,血压(BP)135/88 mmHg。

神志清楚,发育正常,精神不振,双肺呼吸音清,双肺未闻及干湿啰音,心律平齐,心率72 次/min,腹部平软,上腹部正中部轻压痛,无反跳痛及肌紧张,麦氏点无压痛,莫氏征阴性,肝脾未及,肠鸣音正常,移动性浊音阴性,双下肢无水肿。

▲**胃镜检查**:胃小弯黏膜粗糙不平,可见点状红斑,黏膜水肿,局部有渗出。幽门螺杆菌检测阳性。

▲**任务**:①针对上述资料,为该名老年患者拟订照护策略。

②为该名老年患者及其家属拟订具体的健康指导方案。

▲**任务描述**:

慢性胃炎是一种常见病、多发病,且年龄越大,发病率越高,据胃镜普查,50 岁以上的人有 50%患有慢性胃炎,其发病率位居各种胃病之首,是老年人的常见疾病之一。慢性胃炎可长期持续存在,控制不好,可急性发作,引起溃疡,发生上消化道出血,甚至进展为胃癌。因此,慢性胃炎的预防与康复工作非常重要。我们要做好对慢性胃炎老人的照护工作,了解发病因素,掌握临床表现,熟悉治疗方案及预后转归;要能够为该病患者制订合理的照护方案,并开展预防该疾病的健康教育等。

▲**任务实施**:

①将每 5 人视为一个小组,全班开展讨论。

②以小组为单位,对老年慢性胃炎的管理与康复相关知识进行自学,并对案例内容进行讨论及分析。

③各小组派出代表,将各自的自学、讨论结果进行展示。

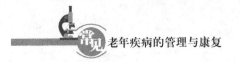

▲**任务总结**:

①教师对各小组讨论结果进行点评及分析。

②教师对任务描述中的相关内容进行总结。

 知识链接

慢性胃炎是由多种原因引起的慢性胃黏膜的炎性病变,临床一般分为慢性浅表性胃炎、慢性萎缩性胃炎及特殊类型胃炎。

一、发病原因

(一)幽门螺杆菌感染

幽门螺杆菌感染是引发慢性胃炎最主要的病因。其长期存在可引起细胞损坏,产生强烈的炎症反应,还可诱导免疫反应,最终导致胃黏膜出现慢性炎症。

(二)饮食和环境因素

饮食中高盐,缺乏新鲜蔬菜、水果的摄入,与胃黏膜萎缩、肠上皮化生及胃癌的发生密切相关。

(三)自身免疫

自身免疫性胃炎以富含壁细胞的胃体黏膜萎缩为主,患者血液中存在自身抗体,可伴有其他自身免疫病,可导致恶性贫血。

(四)其他因素

1. **胆汁和十二指肠反流**

幽门松弛,胆汁反流入胃内,破坏胃黏膜屏障。长期胆汁反流,导致慢性胃炎。

2. **药物和食物的刺激**

长期服用对胃黏膜有刺激作用的药物或食物,如阿司匹林类药物,过度饮酒或饮烈性酒,喝浓茶、咖啡,过度吸烟,饮食过冷或过热等均可引起胃黏膜的慢性损害。

3. **急性胃炎演变而致**

患急性胃炎之后,没有得到很好的调治,以致胃黏膜病变持续不愈,慢性胃炎由此演变而来。

(1)细菌及其毒素侵入:口腔、鼻腔和咽喉部等局部的细菌或其毒素侵吞入胃,可以长期刺激胃黏膜引起慢性炎性病变。特别是幽门螺杆菌感染,可导致胃黏膜的慢性炎症。

(2)胃酸缺乏:由于胃酸分泌不足,细菌很容易在胃内繁殖引起本病。

(3)营养不良:长期缺乏蛋白质、B族维生素等引起营养不良,最终亦可导致慢性胃炎。

二、分类

根据病理组织学改变和病变在胃的分布部位,结合可能病因,将慢性胃炎分为慢性浅表

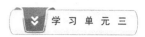

性胃炎、慢性萎缩性胃炎及特殊类型胃炎。

（一）慢性浅表性胃炎

慢性浅表性胃炎是指不伴有胃黏膜萎缩性改变、胃黏膜层见以淋巴细胞和浆细胞为主的慢性炎症细胞浸润的慢性胃炎,幽门螺杆菌感染是这类慢性胃炎的主要病因。

（二）慢性萎缩性胃炎

慢性萎缩性胃炎是指胃黏膜已发生了萎缩性改变的慢性胃炎,常伴有肠上皮化生。慢性萎缩性胃炎又可分为多灶萎缩性胃炎和自身免疫性胃炎两大类。

1. 多灶萎缩性胃炎

萎缩性改变在胃内呈多灶性分布,以胃窦为主,多由幽门螺杆菌感染引起的慢性浅表性胃炎发展而来。

2. 自身免疫性胃炎

萎缩性改变主要位于胃体部,由自身免疫引起。

（三）特殊类型胃炎

种类很多,由不同病因所致,临床上较少见。

三、临床表现

大多数患者可无明显的不适,一般情况下只表现为胃脘部饱胀或隐痛、反酸、嗳气、食欲不振,食用后饱胀或疼痛加重。如有胆汁反流时,可见持久的上腹部不适或疼痛,尤其以进餐后为甚。慢性萎缩性胃炎患者常表现为上腹部烧灼样疼痛,严重时有缺铁性贫血、消瘦、舌炎和腹泻等。体格检查时部分患者上腹部有压痛。

四、治疗原则

（一）饮食治疗

患有慢性胃炎者,饮食宜软、易消化、低盐。吃饭时宜细嚼慢咽,饮食要有规律,勿吃辛辣刺激之物,戒烟忌酒。慢性萎缩性胃炎胃酸缺乏者,可食用少量米醋以助消化,亦可在炒菜时适量放些食醋。如患者无症状或症状轻微,只需饮食治疗即可。

（二）根除幽门螺杆菌

具有杀灭幽门螺杆菌作用的抗生素有克拉霉素、阿莫西林、甲硝唑(或替硝唑)、四环素、呋喃唑酮、某些喹诺酮类(如左氧氟沙星)等。质子泵抑制剂(PPI)如奥美拉唑及胶体果胶铋能抑制幽门螺杆菌,与上述抗生素有协同杀菌作用。以 PPI 加克拉霉素再加阿莫西林或甲硝唑的三联疗法方案根除率最高。

（三）消化不良症状的治疗

抑酸或抗酸药、促胃肠动力药、胃黏膜保护药、中药均可适用。

（四）对症治疗

有胆汁反流者,口服甲氧氯普胺;胃酸过多者,可给予法莫替丁、奥美拉唑、丙谷胺、硫糖铝片;胃酸偏少或胃酸缺乏的慢性萎缩性胃炎患者,可给予 1％稀盐酸、胃蛋白酶合剂口服以补充胃酸和胃蛋白酶的不足;有明显胃痛症状者,可给予解痉剂,如溴丙胺太林等;嗳气、腹胀等胃动力代谢障碍者,可口服多潘立酮。

1. 自身免疫性胃炎的治疗

目前尚无特异治疗,对有营养不良和缺铁性贫血者,应及时补充铁剂和维生素 B_6、维生素 B_{12} 等。

2. 异型增生的治疗

异型增生是胃癌的癌前病变,应予以高度重视。对轻度异型增生除给予上述积极治疗外,关键在于定期随访。对肯定的重度异型增生则应予以预防性手术,目前多采用内镜下胃黏膜切除术。

五、照护措施

(一)生活照护

1. 环境管理

保持室内适宜的温度。

2. 饮食管理

急性发作期给予半流质温热饮食,若患者有少量出血可给予米汤等中和胃酸,利于黏膜修复。剧烈呕吐、呕血时应禁食,进行静脉补充营养。恢复期需要摄取足够营养素,鼓励患者少量多餐进食,以摄入高蛋白、高热量、高维生素、易消化的饮食为原则,养成细嚼慢咽的习惯。避免摄入过咸、过甜、过辣等刺激性食物及不易消化的食物,不可暴饮暴食和饮用烈酒。胃酸少的患者可给予刺激胃酸分泌的食物,如浓肉汤、鸡汤、山楂、食醋等,对胃酸多的患者应避免酸性、多脂肪食物。餐后不要立即从事重体力活动。

3. 休息管理

急性发作期应卧床休息,并可用转移注意力、做深呼吸等方法来减轻焦虑,缓解疼痛。疼痛缓解时,适当休息。恢复期,生活要有规律,促进食欲恢复,不要过于劳累,可进行适当的锻炼,以增强机体免疫力。

(二)医学护理

1. 生命体征监测

对于已患病老人,要细心观察体温、呼吸、脉搏、血压等生命体征。

2. 对症处理

腹痛时可予以针灸和热敷。可在内关、合谷、足三里等穴位施以针灸,从而缓解疼痛,也可用热水袋热敷胃部,以解除胃痉挛,减轻腹痛。

(1)用药护理:

①胃酸缺乏的患者给予1‰稀盐酸、胃蛋白酶合剂,服用时宜养成送至舌根部咽下的习惯,避免接触牙齿,服用后用温开水漱口。

②有胆汁反流的患者可服用硫糖铝以中和胆盐,防止反流。硫糖铝在餐前1h与睡前服用效果最好,用药时应将药片嚼碎或研成粉末服用。如患者需同时服用抑酸剂,抑酸剂应在硫糖铝服用前半小时或服用后1h给予。

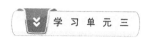

③甲氧氯普胺及多潘立酮具有刺激胃窦蠕动,促进胃排空的作用。药物应在饭前服用,不宜与阿托品等解痉剂一同合用。

④抗菌药物用以治疗幽门螺杆菌感染。目前最有效的三联治疗方案是:奥美拉唑、阿莫西林、甲硝唑,2 周为一个疗程。也可以用胶体枸橼酸铋剂,铋剂应在餐前 0.5 h 用温水溶解后服下,铋剂可能引起便秘,使大便和舌苔呈灰黑色,口中带有氨味等,停药后自行消失,应予以说明。服用阿莫西林和甲硝唑会有全身乏力,胃肠道反应,如恶心、呕吐和腹泻等,甲硝唑还可引起口腔金属味、舌炎和排尿困难等不良反应,应密切观察,并劝导患者按疗程坚持治疗。

3. 心理管理

注意加强对患者的心理护理,慢性胃炎病情反复、病程迁延,患者往往产生焦虑情绪。因此,要通过交谈和细致入微的关怀,向患者宣讲疾病的有关知识,进行心理疏导,使患者了解自己的病情,掌握疾病的基本常识,减轻患者的心理压力,树立治疗的信心,积极主动地参与预防和治疗。

4. 健康教育

(1)疾病知识教育:向患者及家属介绍本病的有关病因,指导患者避免接触诱发因素。教育患者保持良好的心态,平时生活要有规律,合理安排工作和休息时间,注意劳逸结合,积极配合治疗。

(2)指导老年人预防疾病:指导患者加强饮食卫生和饮食营养,养成有规律的饮食习惯;避免过冷、过热、辛辣等刺激性食物及浓茶、咖啡等饮料;嗜酒者应戒酒,防止乙醇损伤胃黏膜;注意饮食卫生。避免使用对胃黏膜有刺激的药物,必须使用时应同时服用制酸剂或胃黏膜保护剂。

(3)指导患者进行自我病情监测:观察并记录每天进餐次数、量、品种,了解其摄入的营养素能否满足机体需要。定期测量体重,监测有关营养指标的变化,如血红蛋白浓度、人血白蛋白等。防止胃炎恶变。萎缩性胃炎、肠上皮化生及腺瘤样息肉均认为是癌前病变,所以,必须积极防治浅表性胃炎向萎缩性胃炎、肠上皮化生发展。如有反复发作溃疡、出血或多发性息肉者,必须定期到医院检查,必要时可考虑手术治疗以防止恶变。

六、预防及康复

1. 积极治疗急性胃炎

患有急性胃炎者应积极治疗,且应尽量彻底治愈,以避免其向慢性胃炎转化。

2. 忌食辛辣刺激食物

平常应少食或不食对胃黏膜有刺激的食物和药物,养成良好的饮食卫生习惯,如勿饮用烈性白酒,勿长期饮酒,不空腹饮酒,不抽烟,少喝浓茶、咖啡,饮食冷热适度,避免过饱过饥,做到饮食定时、定量,这些均是老年人平常饮食生活中必须注意的问题。另外,在治疗其他病的过程中,如需服用对胃有刺激的药物,如水杨酸盐类、皮质激素、吲哚美辛等,宜饭后服用,能用其他药物代替者,尽量少用或不用此类药物。

3. 保持良好的心理状态

平常宜避免抑郁、动怒,以免肝气犯胃,心胸宜豁达开朗,多参加一些有益的社会活动。

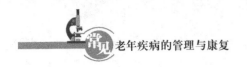

子单元❷ 乙型病毒性肝炎的管理与康复

 案例导入

▲**患者**:男性,72 岁。

▲**现病史**:半年前在外地旅游后逐渐出现全身乏力、食欲不振、厌油、恶心、呕吐、腹胀伴肝区疼痛,无明显发热和黄疸,未出现腹泻和便血,无呕吐咖啡色胃内容物。未经诊治,症状逐渐加重。

▲**既往史**:体格健壮,无输血史,无饮酒史。否认药物过敏史。

▲**主诉**:周身乏力、食欲不振、厌油、恶心、腹部胀痛伴肝区疼痛半年。

▲**体格检查**:体温(T)36.3 ℃,呼吸频率(R)19 次/min,脉搏(P)75 次/min,血压(BP)125/74 mmHg。

神志清楚,发育正常,精神不振,双肺呼吸音清,双肺未闻及干湿啰音,心律平齐,心率80 次/min,腹部平软,右上腹轻压痛,无反跳痛及肌紧张,麦氏点无压痛,莫氏征阴性,肝脾未及,肠鸣音正常,移动性浊音阴性,双下肢无水肿。

▲**实验室检查**:乙型肝炎病毒检测发现,HBsAg(＋),HBeAg(＋),HBcAg(＋)。

▲**任务**:①针对上述资料,为该名老年患者拟订照护策略。

②为该名老年患者及其家属拟订具体的健康指导方案。

▲**任务描述**:

乙型病毒性肝炎是世界性的传染病,我国是乙型肝炎的高发区。一般人群无症状,HBsAg 携带者占 10％～15％。本病具有传染性强、传播途径复杂、流行面广、发病率高、隐性感染多见等特点,男女老幼皆可患病,老年人由于身体免疫功能低下,感染发病者较为多见。年龄较大、有并发症的重型肝炎患者病死率高。因此,做好对乙型肝炎老年患者的照护工作非常重要,了解发病因素,掌握临床表现,熟悉治疗方案及预后转归。要求能够为该病患者制订合理的照护方案,并开展预防该疾病的健康教育等。

▲**任务实施**:

①将每 5 人视为一个小组,全班开展讨论。

②以小组为单位,对老年乙型病毒性肝炎的管理与康复相关知识进行自学,并对案例内容进行讨论及分析。

③各小组派出代表,将各自的自学、讨论结果进行展示。

▲**任务总结**:

①教师对各小组讨论结果进行点评及分析。

②教师对任务描述中的相关内容进行总结。

知识链接

乙型病毒性肝炎(以下简称乙肝)是由乙肝病毒(HBV)引起的世界性传染病。其病变以肝脏为主,也能侵犯多种器官。有健康带菌者,也有转化为慢性肝炎、肝硬化,甚至肝癌者。临床上以疲乏、食欲减退、肝大、肝功能异常为主要表现,部分病例可出现黄疸。

一、发病因素

乙肝发病的原因主要是传染。人类是乙肝的传染源,急慢性乙肝患者、乙肝病毒亚临床感染者、乙肝病毒健康带菌者均是传染源。

传播途径非常广泛,主要有:经注射传播,即用了被病毒污染的注射器针头;通过输血传播,即输入了被病毒污染的血液、血浆、血制品等;医源性传播,即使用被乙肝病毒污染了的医疗器械,如针灸针、采血针、针管等;接触传播,乙肝病毒广泛存在于血液、唾液、尿液、胆汁、乳汁、汗液、羊水、月经、精液、阴道分泌物、胸水、腹水等血液和体液中,可经损伤的黏膜、皮肤侵入而感染,如共用牙刷、剃须刀,与患者共同进餐,有口腔溃疡、胃和十二指肠溃疡、食管炎等消化道黏膜破溃面的人使用了被乙肝病毒污染了的餐具等。此外,还有母婴传播、吸血昆虫叮咬传播等。

我国乙肝发病高峰在 30~40 岁组,老年人发病有逐年上升趋势,男多于女,男女之比约为 2.5:1,农村高于城市,有向家庭聚集的趋势,一个家庭的乙肝病毒总感染率可达 70%,甚至可达 80% 以上。

二、临床表现

乙型肝炎的潜伏期为 42~180 天,大多起病缓慢,前驱症状不明显,主要症状表现为乏力、食欲不振、厌油、恶心、呕吐、腹胀、肝区疼痛,无发热,部分患者有皮疹、关节炎、肾炎表现,转氨酶缓慢上升,持续时间较长。约有 1%~5% 的患者发展为急性重型肝炎,10%~15% 的患者发展为慢性肝炎,老年人由于免疫功能低下尤易发展成慢性肝炎。约有 13% 的病例病毒常累及其他器官,尤以皮肤改变最明显,如皮疹、瘀点、毛细血管扩张、蜘蛛痣;其次,可见关节痛、心律失常、肾炎、肺炎、白细胞减少或反应性网状细胞增多、再生障碍性贫血;老年人患乙肝可合并有白塞氏病、干燥综合征、糖尿病、甲状腺功能异常等。

判断有无乙型肝炎病毒感染,临床上最常用的是检测乙肝病毒(HBV)感染标志物,即通常所说的"两对半"等。

三、治疗原则

本病尚缺乏特效治疗。治疗原则为综合性治疗,以休息、营养为主,辅以适当药物治疗,避免使用损害肝脏的药物。老年人乙型肝炎的治疗应注意如下几个方面。

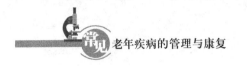

（一）一般治疗

注意调整饮食，合理膳食，以高蛋白、低脂肪、低热量与富含维生素的饮食为主。禁食肥、甘、辛辣油腻的食物，多食用新鲜的水果、蔬菜、瘦肉和豆制品等食物，避免饮酒，不要使用对肝脏有损害的药物。适当休息，避免过度劳累。控制体重，减轻体重，有助于转氨酶下降。

（二）抗病毒治疗

主要是控制病毒复制，干扰素与阿糖腺苷合用效果最佳。

（三）调整免疫功能

常用免疫核糖核酸、胸腺素、转移因子、香菇多糖、猪苓多糖、辅酶等，能提高患者免疫功能。

（四）改善肝细胞功能

适量补充多种维生素，如复合 B 族维生素、维生素 B_1、维生素 C、维生素 K 等，可促进消化功能，提高食欲，促进肝细胞恢复。

（五）中医辨证论治

湿热内蕴，胁痛口苦，胸闷腹胀者，可选用甘露消毒丹，以清热利湿；肝郁脾虚，腹胀纳呆，乏力、便溏者，可选用逍遥散，以疏肝健脾；肝阴亏损，口燥心烦者，可选用一贯煎，以养阴柔肝。

四、照护措施

（一）生活照护

1. 环境管理

保持室内干净清爽。实施适当的家庭隔离措施，如患者的餐具、用具及洗漱用品等均应专用，患者的排泄物、分泌物可用 3% 消毒粉消毒后弃去。患者应自觉注意卫生，养成良好的卫生习惯，防止唾液、血液及其他排泄物污染环境。家中密切接触者，可行预防接种。

2. 饮食管理

急性期不宜强调"高营养"或强迫进食，宜进食清淡、易消化、富含维生素的流质食物。如进食量太少，不能满足生理需要，可遵医嘱静脉补充葡萄糖、脂肪乳和维生素。食欲好转后，可逐渐增加饮食，少食多餐，应避免暴饮暴食。注意调整饮食的色、香、味，保证营养摄入。不宜长期摄入高糖、高热量饮食，尤其有糖尿病倾向和肥胖者，以防诱发糖尿病和脂肪肝。腹胀者可减少产气食品(牛奶、豆制品)的摄入。应戒烟限酒。

3. 休息管理

急性肝炎、慢性肝炎活动期、重型肝炎患者应卧床休息，以降低机体代谢率，增加肝脏的血流量，利于肝细胞恢复。待症状好转、黄疸减轻、肝功能改善后，逐渐增加活动量，以不感到疲劳为宜。肝功能正常 1~3 个月后可恢复日常活动，可进行散步、做操、打太极拳等轻微体力活动，但仍应避免过度劳累和重体力活动。

(二)医学护理

1. 生命体征监测

观察体温、呼吸、脉搏、血压等生命体征。

2. 对症处理

注意观察肝炎急性期合并黄疸患者的黄疸消退情况,如黄疸减轻后再次加重,则提示病情反复或有淤胆型肝炎,注意避免肝硬化的发生。观察胃肠道症状,观察患者的食欲,有无恶心、呕吐、反酸等症状,观察消化道症状与饮食之间的关系,及时对饮食进行调整。

3. 用药护理

病毒性肝炎临床类型不同,选用的药物也不同。一般急性肝炎可选用改善和恢复肝功能的药物。慢性肝炎综合用药,既要改善和恢复肝功能,又要调节免疫、抗病毒和抗纤维化;重型肝炎以促进肝细胞再生药物为主。注意剂量和疗程,观察疗效和不良反应,向患者解释目的和注意事项。

抗病毒治疗以使用干扰素为主,治疗时,应该在用药前向患者说明干扰素治疗的目的、意义和可能出现的不良反应,以及反应可能持续的时间,使患者有心理准备,便于坚持治疗。干扰素的不良反应与剂量有密切关系,常见的不良反应及处理措施如下。

①发热反应:应指导患者多喝水,卧床休息,必要时对症处理。

②胃肠道反应:对症处理,严重者应停用。

③脱发:治疗中后期可出现,停药后可恢复。

④肝功能损害:出现黄疸、转氨酶增高等,酌情继续治疗或停药。

⑤神经精神症状:极少数患者治疗后期可出现忧郁、焦虑等,严重者应减药量或者停药。

⑥周围血象改变:白细胞总数降低较为常见,可给予升高白细胞的药物。当白细胞总数显著减少,低于 $3.0 \times 10^9/L$ 或中性粒细胞数目低于 $1.5 \times 10^9/L$、血小板低于 $40 \times 10^9/L$ 时,可减少干扰素的剂量,甚至停药。

4. 并发症监测

如果患者有进行性腹胀加重,提示伴有中毒性肠麻痹发生。如有呕血、黑便,要注意消化道出血情况。观察患者神志,如有神志模糊、嗜睡或精神神经症状,要注意是否发生肝性脑病。

(三)心理管理

慢性肝炎反复发作,迁延不愈,临床症状多,自觉症状差,预后不好,并发症多,患者因长期社交受限而饱受身体和精神的双重折磨,情绪低落、封闭或易激惹。长期高昂的医疗费用常使患者家庭陷入经济危机,影响家庭和社会的稳定,患者及家属常出现悲观的情绪。

因此,对慢性肝炎患者的心理护理,必须紧紧围绕慢性疾病病程长、见效慢、易反复等特点,了解患者的处境,多与患者沟通交流,进行疏导和劝解,调整患者的情绪、变换心境、鼓励安慰。此外,还需与患者的家属取得联系,了解肝病患者易生气、易急躁的性格特点,使其对患者多加宽容和理解,保持患者生活和心理上的愉快。使患者产生信心,感到温暖,能够积极配合治疗和护理,安心养病,自觉遵守并愉快接受相关的隔离制度和护理措施。

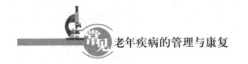

(四)健康指导

1. 疾病知识宣教

告知患者及家属慢性乙型肝炎可反复发作,诱因常为过度劳累、暴饮暴食、酗酒、不合理用药、感染、不良情绪等。应向患者及家属宣讲病毒性肝炎的家庭护理和自我保健知识。介绍合理饮食的重要性,告知肝脏是营养代谢的重要器官,因此,合理饮食可以改善患者的营养状况,促进肝细胞再生和修复,有利于肝功能恢复。

2. 指导老年人预防疾病

乙型肝炎的预防重点在于防止通过血液和体液传播。接受输血、大手术及应用血制品的患者,要定期检测肝功能和肝炎病毒标志物,以便尽早发现由血液和血制品所致的肝炎。治疗时应用一次性注射用具。生活用品要专用,接触患者后用肥皂和流动水洗手。与HBsAg阳性者密切接触者应进行预防接种。

3. 指导患者进行自我病情监测

急性肝炎患者出院后第一个月复查1次,以后每1~2个月复查1次,半年后每3个月复查1次,定期复查1~2年。慢性肝炎患者出院后遵医嘱定期复查肝功能、病毒的血清学指标、肝B超和与肝纤维化有关的指标,以拟订治疗方案。

应用干扰素抗病毒治疗时,指导患者一定要遵医嘱用药,不要自行决定停药或加量,用药不当易引起病毒变异或药物不良反应增加。指导患者定期复查肝功能、血常规和测量病毒的血清学指标,以指导其调整治疗方案。

每周测量体重,体重最好维持在病前水平或略有增加。评估每天进食量,监测有关指标,如红细胞计数、血红蛋白水平等。随着病情好转,休息好,食欲改善,食量增加,应防止肥胖和脂肪肝。

五、预防及康复

(一)控制传染源

肝炎患者和病毒携带者是该病的传染源,急性患者应隔离治疗至病毒消失,日常用品如剃刀、梳子、牙刷等应专用,不外借他人,在家庭中最好备有专用碗筷,隔离消毒清洗。隔离期间避免与儿童、孕妇和抵抗力差者接触。被污染(尤其是血液污染)的物品最好弃掉,若是有价值的物件,可以进行清洗消毒处理。慢性肝炎患者和病毒携带者应根据病毒复制指标评估传染性的大小,符合抗病毒治疗的患者尽可能进行抗病毒治疗。应禁止感染者献血或从事餐饮服务、食品加工、托幼保育工作。

(二)切断传播途径

患者应自觉注意卫生,养成良好的卫生习惯,注意饮食、饮水卫生,不食用生菜,防止唾液、血液和其他排泄物污染环境。接触患者后用肥皂和流动水洗手。表面抗原和表面抗体均阳性的人不要接触老年人的食具和食品。一旦接触应使用消毒液清洗或浸泡。推广一次性注射用具,重复使用的医疗器械要严格实行一对一消毒措施。加强血制品管理,为了防止血液感染,应慎用血液制品,如血液、血浆、白蛋白等。目前认为不能排除乙型肝炎通过蚊虫传播的可能,因此,注意防止蚊虫等昆虫叮咬。

(三)保护易感人群

乙型肝炎疫苗有一定的预防作用。对接触乙型肝炎者,应注射乙肝疫苗或高效免疫球蛋白。

子单元三 消化性溃疡的管理与康复

 案例导入

▲**患者**:男性,70岁。

▲**现病史**:10余年前进食冷饮后出现上腹部疼痛伴嗳气、恶心、反酸,此后病情反复发作,多与食用辛辣、刺激、寒冷食物和精神紧张有关,1周前与人吵架后上腹部疼痛加重,以腹部胀痛为主,进餐约半小时后出现腹部疼痛,持续约1小时缓解,伴有恶心、反酸、嗳气、食欲不振。无腹泻和便血。

▲**既往史**:体格健壮,无肝炎病史,无饮酒史。否认药物过敏史。

▲**主诉**:反复上腹部疼痛伴嗳气、反酸、恶心10余年,症状加重1周。

▲**体格检查**:体温(T)36.4 ℃,呼吸频率(R)17次/min,脉搏(P)81次/min,血压(BP)129/80 mmHg。

神志清楚,发育正常,精神不振,双肺呼吸音清,双肺未闻及干湿啰音,心律平齐,心率81次/min,腹部平软,右上腹轻压痛,无反跳痛及肌紧张,麦氏点无压痛,莫氏征阴性,肝脾未及,肠鸣音正常,移动性浊音阴性,双下肢无水肿。

▲**胃镜检查**:胃体上部可见椭圆形溃疡,大小约1.2 cm×1.9 cm,边缘光滑平整,底部有灰白色渗出物,周围黏膜充血、水肿,皱襞向溃疡部位集中。幽门螺杆菌检测阳性。

▲**任务**:①针对上述资料,为该名老年患者拟订照护策略。

②为该名老年患者及其家属拟订具体的健康指导方案。

▲**任务描述**:

消化性溃疡是全球常见病、多发病。有资料显示,其发病率占人口的10%~20%,虽然在任何年龄均可发病,但中年最为多见,十二指肠溃疡多见于青壮年,胃溃疡多见于中老年,男性患病比女性多见。秋冬和冬春之交是本病的好发季节。其并发症包括出血、穿孔、幽门梗阻和癌变,严重危害老年人的身体健康。因此,要做好对消化性溃疡老人的照护工作,了解发病因素,掌握临床表现,熟悉治疗方案及预后转归,能够为该病患者制订合理的照护方案,并开展预防该病的健康教育等。

▲**任务实施**:

①将每5人视为一个小组,全班开展讨论。

②以小组为单位,对老年消化性溃疡的照护与管理相关知识进行自学,并对案例内容进行讨论及分析。

③各小组派出代表,将各自的自学、讨论结果进行展示。

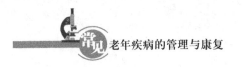

▲**任务总结：**
①教师对各小组讨论结果进行点评及分析。
②教师对任务描述中的相关内容进行总结。

 知识链接

消化性溃疡是指发生于胃肠道与胃液接触部位的溃疡，主要发生于胃和十二指肠，即胃溃疡（GU）和十二指肠溃疡（DU），因溃疡形成与胃酸—胃蛋白酶的消化作用有关而得名。溃疡的黏膜缺损超过黏膜基层，不同于糜烂。

一、发病原因

（一）幽门螺杆菌

幽门螺杆菌是引发消化性溃疡的重要病因，作用于胃黏膜，导致促胃液素和胃酸分泌增多，刺激胃黏膜；可导致十二指肠上皮化生，引起十二指肠炎症；可减少十二指肠碳酸氢盐分泌，导致溃疡发生；可削弱胃黏膜的屏障作用，使胃酸侵蚀屏障受损的胃黏膜，导致胃溃疡发生。

（二）非甾体抗炎药

非甾体抗炎药是引起消化性溃疡的另一个常见病因。引起的溃疡多为胃溃疡。溃疡形成及其并发症发生的危险性除与服用非甾体消炎药种类、剂量、疗程有关外，还与高龄、同时服用抗凝药、糖皮质激素等因素有关。

（三）胃酶和胃蛋白酶

消化性溃疡的最终形成是由胃酸—胃蛋白酶对胃黏膜的自身消化所致。

（四）其他因素

引发该病的其他因素包括吸烟、遗传、急性应激和胃十二指肠运动异常。本病的发病率吸烟人群明显高于不吸烟的人群，二者比例约为 2∶1，而且吸烟者溃疡愈合率亦明显低于不吸烟者。本病是一种多基因遗传性疾病，20％～50％的患者有家族史。暴饮暴食，进食无规律，进食过快，饭菜过烫、过冷及常饮浓茶、咖啡、烈性酒或进食辛辣调料、泡菜等均可对胃黏膜形成物理性或化学性的损害，以致发生本病。长期过度的精神紧张、压抑、忧虑、怨恨等精神刺激，可引发和加重消化性溃疡。

二、临床表现

老年消化性溃疡患者中胃溃疡患者多于十二指肠溃疡患者。胃溃疡多位于胃体部，十二指肠溃疡多位于球部前壁，且以小弯部多见。发生于球部以后的十二指肠溃疡称为十二指肠球后溃疡。多发性胃溃疡和复合性溃疡在老年人中较多见。当胃溃疡直径大于 2.5 cm，十二指肠溃疡直径大于 2.0 cm 时称为巨大溃疡。老年人胃溃疡直径常可大于

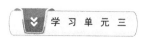

2.5 cm。十二指肠溃疡及胃小弯溃疡易累及血管而引起大出血。

(一)上腹部疼痛

疼痛病史可长达数年或数十年,并有反复发作过程。胃溃疡的疼痛部位常在剑突下或上腹部中线偏左,十二指肠溃疡则在剑突下偏右。疼痛性质可分为灼痛、隐痛、胀痛、饥饿感或剧痛。部分老年患者可为上腹部钝痛。疼痛的发生和消失与进食有一定的关系,胃溃疡引发的疼痛常在餐后 0.5～2 h 内发作,其规律为进食→疼痛→舒适;十二指肠溃疡多为空腹痛,一般在餐后 3～4 h 发生,可有夜间痛,其规律为进食→舒适→疼痛;老年患者因其胃酸分泌功能减退,故可无此典型的规律。溃疡的发作多与季节因素有关,气温剧变的气候引起复发,因此,秋末冬初或冬春交替之际是发病最多的季节。

(二)其他症状

消化道溃疡患者有反酸、嗳气、恶心、呕吐等胃肠道症状,老年患者因疼痛不明显而常可单独出现上述症状。影响进食者可有消瘦、营养不良和贫血,也可直接出现上消化道出血、穿孔或幽门梗阻,而无其他症状。

(三)查体

发作期若无并发症,可有剑突下固定而局限压痛点。如合并急性穿孔可发现腹式呼吸消失,腹壁僵直,有压痛和反跳痛,肠鸣音减弱或消失。发生幽门梗阻则可在上腹部观察到有胃蠕动波,并可听到振水音。

三、并发症

随着年龄的增长,消化性溃疡并发症的发生率也增加。主要并发症如下。

(一)出血

大量出血是消化性溃疡最常见的并发症,其发生率占本病患者的 20%～25%,十二指肠溃疡多于胃溃疡。出血前溃疡症状可加重,出血后减轻。临床表现取决于出血部位、速度和量。出血量超过 1000 mL 时,发生眩晕、出汗、血压下降和心率加快,在 0.5 h 内超过 1500 mL 会发生休克。

(二)穿孔

溃疡穿透浆膜层而达游离腹腔即可导致急性穿孔;消化性溃疡穿孔时,胃内容物进入腹腔引起弥漫性腹膜炎,同时出现腹膜刺激体征,肠鸣音减弱或消失,肝浊音界缩小或消失。

(三)幽门梗阻

幽门梗阻主要由十二指肠溃疡和幽门管溃疡引起。临床表现为餐后上腹部饱胀不适、上腹疼痛加重,伴有恶心、呕吐。呕吐常在餐后发生,大量呕吐后症状可以改善,呕吐物含发酵酸性宿食。严重呕吐可导致失水和低氯低钾性碱中毒。由溃疡急性发作引起的幽门痉挛和水肿可形成暂时性幽门梗阻,溃疡愈合后疤痕形成则引起永久性梗阻。

(四)癌变

少数胃溃疡可癌变。症状顽固,疼痛持久失去原来的节律性,厌食,消瘦,大便隐血试验持续阳性,应警惕。

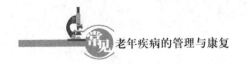

四、治疗原则

治疗目的:消除病因、缓解症状、愈合溃疡、防止复发和防治并发症。针对病因的治疗,如根除幽门螺杆菌,有可能彻底治愈溃疡病,是治疗消化性溃疡的一大进展。

(一)一般治疗

生活要有规律,避免过度劳累和精神紧张。注意饮食规律,戒烟戒酒。

(二)治疗消化性溃疡的药物及其应用

1. 抑制胃酸药物

这类药物可选用组胺 H2 受体拮抗剂,如雷尼替丁、法莫替丁等,质子泵抑制剂(PPI)抑酸作用更强更持久,如奥美拉唑,特别适用于难治性溃疡和非甾体消炎药引起的溃疡。

2. 保护胃黏膜药物

硫糖铝可以选用。枸橼酸铋钾因兼有较强抑制幽门螺杆菌作用,可作为治疗方案的组成部分。米索前列醇主要用于非甾体消炎药溃疡的预防。

(三)根除幽门螺杆菌治疗

这与慢性胃炎治疗中根除幽门螺杆菌治疗用药相同。但疗程长,根除幽门螺杆菌治疗结束后需要 PPI 或 H2 受体拮抗剂进行抗溃疡治疗,定期复查幽门螺杆菌。

(四)非甾体类消炎药溃疡的治疗

对服用非甾体类消炎药后出现的溃疡,如情况允许应立即停用相关药物,如病情不允许可换用塞来昔布。对于停用者,治疗可予以 PPI 或 H2 受体拮抗剂;对不能停用者,应用 PPI 治疗。

(五)溃疡复发的预防

有效根除幽门螺杆菌及彻底停服非甾体类消炎药,是消除消化性溃疡的两大常用方法,且能大大减少溃疡复发。对复发者同时伴幽门螺杆菌感染复发者可根除幽门螺杆菌后再治疗。

(六)中医辨证论治

本病可分为肝胃不和、脾胃虚寒、湿热中阻、胃阴不足、瘀血阻滞等型,根据不同病况,可选用成药,如丽珠得乐、胃得乐、快胃片、温胃舒、养胃舒等。脾胃虚弱可选用香砂养胃丸、香砂六君子丸,脾胃虚寒可选用附子理中丸,肝胃不和可选用逍遥丸、香砂养胃丸、气滞胃痛冲剂等,这些药物均有服用方便、疗效显著的特点。

(七)外科手术治疗

目前外科手术主要限于少数有并发症者,包括:大量出血经内科治疗无效、急性穿孔、疤痕性幽门梗阻、胃溃疡癌变、经严格内科治疗无效的顽固性溃疡。

五、照护措施

(一)生活护理

1. 环境

保持病房内适宜的温度。

2. 饮食

本病患者必须注意自身的饮食习惯,宜摄入软性食物,如面条、馒头、稀饭,适量喝牛奶,吃瘦猪肉、菜叶等营养丰富、高能量、清淡、易消化的食物,加速溃疡愈合。避免粗糙、过冷、过热、过酸等刺激性食物或饮料。因豆浆、牛奶中钙和蛋白质含量较高,可刺激胃酸分泌增加,不宜多饮。不宜多食用脂肪食物,如红烧肉、猪蹄等,以免食物在胃内停留时间过长,使胃过度扩张,胃酸分泌增加。指导患者有规律地定时进食,以维持正常消化活动的节律。溃疡活动期,以少食多餐为宜,每天进餐 4~5 顿,避免餐间零食和睡前进食,使胃酸分泌有规律。一旦溃疡真正得到控制,应尽快恢复正常的饮食规律。饮食不宜过饱,以免胃窦部过度扩张而增加促胃液素的分泌。进餐时注意细嚼慢咽,避免急食,咀嚼可增加唾液分泌,唾液具有稀释和中和胃酸的作用。十二指肠溃疡患者随身携带苏打饼干等碱性食物,以便腹痛时食用。

3. 休息

保持情绪稳定,生活有规律,注意劳逸结合,避免过度紧张和劳累。病情较轻的患者可以边工作边治疗,活动性溃疡患者或大便隐血试验阳性患者应卧床休息。

(二)医学护理

1. 病情观察

对于已患病老人,要细心观测体温、呼吸、脉搏、血压等生命体征,尤其要观察腹痛部位、性质、程度、开始时间、持续时间、诱发因素、与饮食关系、有无放射痛、有无恶心、呕吐等伴随症状。

2. 对症护理

向患者家属讲解疼痛原因,以及缓解疼痛的各种方法;指导患者使用松弛术、局部热敷、针灸、理疗等方法,以减轻腹痛;十二指肠溃疡表现为空腹痛或午夜痛,指导患者准备碱性食物(如苏打饼干)在疼痛前进食或服用抗酸药以防疼痛发生。

3. 用药护理

鼓励患者遵医嘱坚持用药,提高患者的服药依从性是避免幽门螺杆菌根除失败的重要手段。告知患者根除幽门螺杆菌治疗结束后还要再进行 4~6 周的抗溃疡治疗。抗溃疡治疗结束 4 周后要常规复查幽门螺杆菌是否已被根除,且在检查前停用 PPI 或胶体铋剂 2 周,以免出现假阴性。同时根据医嘱给予药物治疗,并注意观察药物不良反应。

(1)抗酸药:如氢氧化铝凝胶等,应在饭后 1 h 和睡前服用。避免与奶制品同时服用,也不宜与酸性食物和饮料同服。长期大量服用可引起严重便秘、代谢性碱中毒与水钠潴留,甚至造成肾损害,若服用镁制剂则易引起腹泻。

(2)H2 受体拮抗剂:药物应在餐中和餐后即刻服用,也可把 1 天的剂量汇总在睡前服

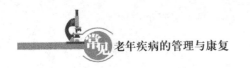

用。若需同时服用抗酸药,则两药应间隔 1 h 以上。若静脉给药应注意控制速度,速度过快可引起低血压和心律失常。哺乳期应停用。

(3)奥美拉唑:可引起头晕,特别是用药初期,应嘱患者用药期间避免开车或做其他必须高度集中注意力的工作。

(4)其他药物:硫糖铝片宜在进餐前 1 h 服用,可有便秘、皮疹、眩晕、嗜睡等不良反应,不能与多酶片同服;米索前列醇与抗酸药合用会加重本药品所致的腹泻、腹痛等不良反应;服用胶体铋剂前后 1 h 内不宜进食(尤其是牛奶),不宜与抗酸药同服,服药过程中易使牙齿、舌头变黑,可用吸管直接吸入。部分患者服药后出现便秘和粪便变黑,停药后可自行消失,少数患者有恶心、一过性血清转氨酶升高等;多潘立酮、西沙比利等应在餐前 1 h 及睡前 1 h 服用;其他抗菌药物详见"慢性胃炎的管理与康复"章节。

4. 并发症预防与护理

老年人溃疡长期得不到愈合易引起上消化道出血、穿孔、幽门梗阻等严重的并发症,必须积极预防。对并发症要早发现、早诊断、早治疗。如长期大便潜血试验阳性者,则应注意并发症消化道出血,必须引起足够的重视。对长期患有本病突然出现剧烈腹痛,很快蔓延至脐周,有压痛及反跳痛,伴恶心、呕吐者,提示可能并发穿孔,应急送医院诊治。患有本病而空腹即出现上腹部饱胀、频频呕吐、嗳气、反酸者,应考虑并发幽门梗阻,应急送医院诊疗。

胃溃疡的癌变率一般在 2%～3%,但十二指肠溃疡一般不引起癌变。预防的方法是积极治疗原发病灶,对中老年胃溃疡患者,如经严格内科治疗 4～6 周症状无改善,疼痛节律消失或改变,食欲减退,消瘦乏力,体重急剧减轻,大便隐血持续呈阳性者,应考虑有癌变的可能。必须定期、重复做 X 线钡餐、胃镜检查,必要时可剖腹探查,以便早发现、早治疗,防微杜渐。

上消化道出血患者应绝对卧床、禁食,需要迅速补充血容量,纠正水、电解质平衡,预防和治疗失血性休克,同时积极进行病因治疗,密切观察生命体征,必要时手术治疗。

穿孔患者应禁食,建立静脉通路,抬高床头,胃肠减压,密切观察生命体征、尿量、肢体温度、腹痛变化等情况,必要时做好术前准备。

幽门梗阻病情轻者进流质饮食,重者禁食、胃肠减压、静脉补充营养,防止水、电解质、酸碱平衡紊乱,记录呕吐物量、性状、气味,内科治疗无效者积极做好术前准备。

(三)心理疏导

注意加强对患者的心理护理。消化性溃疡病情反复、病情迁延,可出现多种并发症,患者往往产生焦虑、急躁、紧张、恐惧等情绪,常有长期精神紧张、争强好胜、情绪不稳定、易激动或惯于自我克制、性格内向,做事常有事无巨细、井井有条等特点。因此,要通过交谈和细致入微的关怀,鼓励患者说出心中的顾虑和疑问,引导患者正确面对现实和挫折,减少人际冲突,用适当的方式宣泄不良情绪。避免紧张和劳累,调整工作和生活方式,减轻或消除来自工作、家庭等各方面的不良刺激,使患者心情放松、情绪稳定。向患者宣讲疾病的有关知识,进行心理疏导,使患者了解自己的病情,掌握基本常识,减轻患者的心理压力,树立治疗的信心,积极主动地参与预防和治疗。

(四)健康指导

1. 疾病知识宣教

向患者及家属讲解引起和加重溃疡病的相关因素,指导患者保持乐观情绪,规律生活,避免过度紧张和劳累,选择合适的锻炼方式,提高机体抵抗力。指导患者建立合理的饮食习惯和结构,戒除烟酒,避免摄入刺激性食物。

2. 指导老年人预防疾病

指导患者加强饮食卫生和饮食营养,养成有规律的饮食习惯。选择营养丰富、易消化的食物。除并发出血或症状较重外,一般无须规定特殊食谱。症状较重的患者以面食为主,因面食柔软易消化,且其含碱,能有效中和胃酸,若不习惯于面食,则以软米饭或米粥替代。由于蛋白质类食物具有中和胃酸的作用,可适量摄取脱脂牛奶,宜安排在两餐之间饮用,但牛奶中的钙质吸收有刺激胃酸分泌的作用,故不宜多饮。脂肪到达十二指肠时虽能刺激小肠分泌促胃液素,抑制胃酸分泌,但同时又可引起胃排空减慢,胃窦扩张,导致胃酸分泌增多,故脂肪摄取应适量。应避免食用机械刺激性和化学刺激性强的食物。机械刺激性强的食物有浓肉汤、咖啡、浓茶和辣椒、醋等调味品。忌食或慎用对胃黏膜有损害的药物,如阿司匹林、吲哚美辛、糖皮质激素等。

3. 指导患者进行自我病情监测

监督患者采取合理的饮食方式和结构,定期测量体重、监测血红蛋白浓度、人血白蛋白等营养指标。教育患者按医嘱正确服药,学会观察药效及不良反应,不随便停药或减量,防止溃疡复发。指导患者慎用或勿用致溃疡药物,如阿司匹林、咖啡因、泼尼松等。若上腹部疼痛节律发生变化或加剧,或者出现呕血、黑便时,应立即就医。对于年龄偏大的胃溃疡患者,应定期到门诊复查,及早发现癌变。

六、预防及康复

(1)精神因素在本病的发病过程中起到重要作用,所以,平时应注意避免精神刺激,性格宜开朗;不宜过度疲劳,合理安排工作、生活,生活起居有规律;不吸烟或少吸烟;加强体育锻炼,如慢跑、打太极拳等以增强体质,减少本病的发生概率。在秋冬季节最好穿棉肚兜或背心,对防止发病大有好处。

(2)平常饮食宜定时、定量,少吃或不吃对胃有刺激的食物、药物或饮料,如辛辣食物、油煎食物、腐乳、浓茶、咖啡等,不酗酒,不空腹饮酒,不饮烈性酒。

(3)有溃疡病的老年人为了预防复发,除注意饮食、保持好心情外,继续治疗一段时间相当重要,必要时应用胃黏膜保护剂。

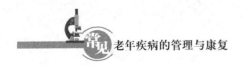

◆学习单元四　内分泌系统常见病的管理与康复

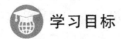

学习目标

◎知识目标：

①熟悉老年内分泌系统常见病的病因、临床表现、并发症。

②掌握老年内分泌系统常见病的预防与照护保健知识。

③了解老年内分泌系统常见病的治疗原则，能够正确指导患病老年人用药。

④掌握内分泌性昏迷的鉴别诊断及急救处理。

◎能力目标：

①能够做好预防老年内分泌系统常见病的工作。

②能够对患有内分泌系统疾病的老年人拟订合理的照护策略。

③能够根据病情选择合理的护理技术并正确实施。

④能够对老年人进行内分泌系统常见病的健康教育。

⑤具有关爱、尊重患病老人的职业素养和团队协作精神。

➡总　述⬅

　　内分泌系统是由内分泌腺（垂体、甲状腺、甲状旁腺、肾上腺、性腺、胰岛）和分布在心血管、胃肠、肾脏、脂肪组织、脑（尤其是下丘脑）中具有内分泌功能的组织和细胞组成的。内分泌系统和神经系统、免疫系统相互配合调控，使人体各器官系统的活动协调一致，共同担负起机体的代谢、生长、发育、生殖、运动、衰老等生命现象。内分泌器官以其分泌的激素通过血液循环和靶细胞上的相应受体结合，调节机体的新陈代谢，控制机体生长、发育和衰变的过程，维持机体内环境的稳定。内分泌系统的活动一旦发生失调，将意味着衰老的发生。

　　内分泌代谢疾病相当常见，可由多种原因引起病理生理改变，表现为功能亢进或功能减退。根据其病变发生在下丘脑、垂体或周围靶腺而有原发性和继发性之分。内分泌腺或靶组织对激素的敏感性或应答反应降低可导致疾病。非内分泌组织恶性肿瘤可异常地产生过多激素。此外，因医疗而应用药物或激素可以导致医源性内分泌疾病。常见内分泌疾病有糖尿病、甲状腺功能亢进症、甲状腺功能减退症、痛风、高脂血症、更年期综合征等。治疗原则：对于功能亢进者采用手术切除、放射治疗或药物治疗；对于功能减退者主要为相关缺乏

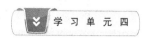

激素的替代治疗或补充治疗,必要时可采用内分泌腺组织移植治疗。

子单元一 甲状腺功能亢进症的管理与康复

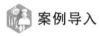 **案例导入**

▲**患者**:女性,68 岁。

▲**现病史**:1 年前无明显诱因出现怕热、多汗、乏力、心悸、多食善饥、烦躁易怒、失眠、手颤、腹泻,近半年体重下降约有 15 kg,伴有颈部肿大,未予以诊治,近 1 个月出现双眼突出。

▲**既往史**:否认高血压、冠心病、糖尿病史。否认药物过敏史。

▲**主诉**:多汗、手颤、怕热、乏力半年,突眼症状 1 个月。

▲**体格检查**:体温(T)37.0 ℃,呼吸频率(R)19 次/min,脉搏(P)81 次/min,血压(BP)130/80 mmHg。

神志清楚,营养状况一般;双眼仅有轻度突眼症状,突眼度左眼 20 mm,右眼 19 mm;颈部平软,甲状腺Ⅱ度肿大,质地平软,无压痛,无结节,可随吞咽上下活动。口唇不绀,双肺听诊呼吸音清,心率达 110 次/min,心律平齐,腹部平软,肝脾侧未扪及,双下肢未伴有水肿,双手震颤呈阳性体征。

▲**甲状腺超声检查**:双侧甲状腺呈弥漫性肿大,回声欠均匀。

▲**实验室检查**:FT453.3 pmol/L,FT32.1 pmol/L,TSH<0.005 mIU/L。

▲**任务**:①针对上述资料,为该名老年患者拟订照护策略。

②为该名老年患者及其家属拟订具体的健康指导方案。

▲**任务描述**:

甲状腺功能亢进症简称甲亢,是一种顽固性、难治性内分泌疾病,甲亢长期不治疗或防治、护理不当或反复复发,最终会导致全身多系统严重损害。要做好对甲亢患者的照护工作,需要了解甲亢的发病因素,掌握甲亢的临床表现、护理措施,熟悉甲亢的治疗方案,能够为甲亢患者制订合理的照护方案,并开展甲亢的健康教育等。

▲**任务实施**:

①将每 5 人视为一个小组,全班开展讨论。

②以小组为单位,对老年甲状腺功能亢进症的管理与康复相关知识进行自学,并对案例内容进行讨论及分析。

③各小组派出代表,将各自的自学、讨论结果进行展示。

▲**任务总结**:

①教师对各小组讨论结果进行点评及分析。

②教师对任务描述中的相关内容进行总结。

知识链接

甲状腺功能亢进症简称甲亢,是由多种原因引起的血液循环中甲状腺激素,包括甲状腺素和三碘甲状腺原氨酸水平增高,作用于全身组织所致的一种内分泌疾病。常见类型有格雷夫斯病(Graves)、高功能腺瘤、多结节性毒性甲状腺肿、垂体性甲亢等。我们主要介绍格雷夫斯病。格雷夫斯病一般起病缓慢,不易确定发病日期,少数在精神刺激或感染等应激后急性起病。

一、发病原因

(1)自体免疫反应,属于刺激性系统细胞功能缺陷。

(2)与遗传因素有关。

(3)精神刺激、感染、创伤、过度劳累、食用含碘食物过多等常为本病的诱发因素,但发病机制尚未被阐明。

总之,本病主要是在遗传基础上,由精神刺激等因素诱发自体免疫反应所致。

二、临床表现

(一)甲状腺激素分泌过多所致的临床表现

1. 精神神经系统的表现

甲状腺激素分泌过多,可使中枢神经系统兴奋性增高,表现为神经敏感、多言善虑、精神紧张、情绪激动、思想不集中、行动多急躁、失眠不安等;个别病例可出现忧郁、躁狂等严重精神症状;由于神经—肌肉兴奋性增高,故双手平行伸出而手指分开平举时常出现细微震颤,伸舌动作时亦伴有细微震颤,有膝跳反射亢进等表现。

2. 代谢率增高的表现

甲状腺激素分泌增多,基础代谢率增高,产热增加,表现为喜凉怕热,皮肤温暖潮湿,可有低热,多汗,尤以手脚为甚,面颈部及胸部皮肤多红润。由于甲状腺激素分泌过多,组织中碳水化合物、脂肪和蛋白质分解代谢加速,为补偿这些物质的消耗,人体常出现食欲亢进,虽进食多,但往往仍不能代偿巨大的消耗,导致体重锐减、乏力、工作效率低下。

3. 心血管系统的表现

这可为本病重要的早期症状之一,系机体代谢率亢进,耗氧量增高所致,轻者有胸闷、脉速,重者可出现心律失常、心脏扩大、心功能不全。临床上表现如下。

(1)心动过速:心率常在 $90\sim120$ 次/min,一般为窦性,也可有阵发性心动过速、心房颤动等,休息时心率仍快,与代谢率增高呈正比,是本病的特征之一。

(2)心音增强、亢进:以心尖部第一心音为主,常有收缩期杂音。

(3)心律失常:以期前收缩为最常见,少数可见阵发性或持久性心房颤动、心房扑动、个别可见房室传导阻滞。

(4)血压的变化:由于心排血量增加,收缩压增高,舒张压正常或稍低,脉压增宽。

(5)心脏功能:在心脏负荷过重的基础上,加上心肌变性,常出现心脏增大,久病年长的严重病例则可出现心力衰竭。

4. 消化系统的表现

多食消瘦是甲亢的另一特征。由于本病患者体内分解代谢旺盛,胃肠蠕动增强,消化吸收不良而使排便次数增多或腹泻。重者可有肝大、肝功能异常,偶有黄疸。

5. 肌肉骨骼系统的表现

此表现主要是甲状腺毒性周期性瘫痪,多见于青年男性,剧烈运动、摄入高碳水化合物、注射胰岛素可诱发。骨骼肌常软弱无力,尤其是肢体、肩胛带、骨盆带肌肉群易发生萎缩,引起行动困难,称为甲状腺肌病。甲亢可影响骨骼脱钙而导致骨质疏松,可发生指端粗厚,外形似杵状。

6. 生殖系统的表现

在大量甲状腺激素分泌的情况下,可以通过神经—垂体的作用,抑制促性腺激素的分泌,故女性有月经量少或闭经、不孕等症状;男性可出现阳痿,偶有乳房发育。

(二)甲状腺肿大

不少患者因甲状腺肿大或颈项增粗就诊。甲状腺呈弥漫性肿大,一般为轻度到中度,呈对称性,质地柔软,表面光滑,可随吞咽动作上下移动。由于肿大的甲状腺供血明显增多,血管扩张和血流加速,可在左右叶上下级触到震颤和听到杂音,尤其以甲状腺上部多见。

(三)眼症

多数病例常有轻重不一的突眼,但与甲状腺功能亢进的程度不成平行关系。突眼一般双侧对称,也有一侧较为显著者。依据突眼发生机制的不同,可分为两种。

1. 良性突眼

良性突眼又称为非浸润性突眼,是常见眼症的一种。这类患者感觉眼部发胀、眼球似乎突出,用突眼计测量,突眼度尚在正常范围,不超出 18 mm。由于自主神经功能紊乱及过多的甲状腺激素作用,上眼睑肌和额肌发生挛缩,其眼睑及眼外部的表现为:眼裂增宽、瞬目减少、闭目时眼睑震动,注视近物时,双眼紧合发生困难,等等。

2. 恶性突眼

恶性突眼又称为浸润性突眼,是由眼球后脂肪组织、结缔组织水肿和眼外肌炎症,使眼球明显突出所致。临床较少见,多见于男性。突眼度超过 18 mm,眼压亦增高,患者常有眼内异物感、畏光、流泪或灼痛,眼睑肿胀、结膜水肿,可由于眼外肌麻痹而有复视,眼球膨出,结合膜外翻、充血水肿,眼睑闭合困难可引起角膜炎或溃疡,严重者视力减退甚至失明。

(四)甲状腺危象

甲状腺危象是本症严重的临床表现,多见于重症而未经合理治疗的患者,属内科急重症,需早期诊断,及时抢救治疗。

1. 诱发因素

最常见的诱因为强烈的情绪激动、感染、手术前未充分准备、放射性 I^{131} 治疗等。

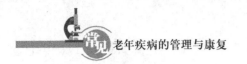

2．临床表现

甲状腺危象起病急、发展快。它的主要表现为甲状腺功能亢进症的症状加剧。患者多有高热(可达 40 ℃以上)、焦虑、烦躁不安、大量出汗、心动过速(心率通常为 140～200次/min),早期血压上升、脉压增宽或伴有心律失常,常有腹泻、呕吐,往往可导致脱水和电解质紊乱,晚期可有黄疸、谵妄、休克甚至昏迷。死亡原因多为高热、心力衰竭、肺水肿、水和电解质严重紊乱。

重症甲状腺功能亢进症的患者,如因某种应激诱因,而出现精神紧张、激动不安、皮肤潮红、湿润多汗、心动过速、体温升高等表现或原有疾病突然加重,即应考虑可能为甲亢危象的发作,须及时做出相应的处理,不应等待甲状腺危象临床表现明显后再进行治疗。

(五)淡漠型甲亢

淡漠型甲亢多见于老年甲亢患者。主要特点:甲状腺多不肿大或轻度肿大,且多伴有结节;一般无突眼,相反有时眼球下凹,眼神呆滞,可伴眼睑下垂。表情淡漠、反应迟钝、行动缓慢、少语、嗜睡、木僵昏迷、面容憔悴、皮肤干冷起皱有色素沉着、消瘦、肌肉萎缩、乏力、食欲减退、体重下降、便秘较为多见,少有典型甲亢表现。心动过速不明显,约有 40％的患者心率在 110 次/min 以下,11％的患者心率在 80 次/min 以下。而心房颤动、室性早搏等心律失常和心力衰竭较多见。

因此,对原因不明的心动过速、心律失常、心力衰竭、消瘦、厌食及精神抑郁等患者,要想到有甲亢的可能,以免误诊、漏诊。

三、治疗原则

甲亢的常用治疗方法有抗甲状腺药物、放射性碘及甲状腺次全切除术,由于甲亢属于自身免疫性疾病,此 3 种治疗方法均不能纠正免疫功能紊乱,都有一定的局限性,须根据病情综合考虑,正确地运用和选择治疗方法,才能取得较好疗效。

1．一般治疗

保证患者休息,避免精神刺激,给予高热量、高蛋白质及维生素丰富的膳食,给予各种对症支持疗法。

2．抗甲状腺药物治疗

抗甲状腺药物较多,包括硫脲类、碘化物、锂盐等,其中硫脲类药物最常用。如甲基或丙基硫氧嘧啶初用 300～450 mg/d,或甲巯咪唑、卡比马唑 30～40 mg/d,分 2～3 次口服直至症状缓解,基础代谢率(BMR)降低至 120％以下或 T3、T4 恢复正常时即可减量,约 2～4 周减少 1 次,每次给予甲基或丙基硫氧嘧啶 50～100 mg 或甲巯咪唑、卡比马唑 5～10 mg,待症状完全消除,体征明显好转,BMR 正常时减至最小维持量,前两者为 50～100 mg/d,后两者为 5～10 mg/d,维持 0.5～2 年,有时停药前还可以减半。硫脲类药物最常见的副作用是药疹,最严重的副作用是粒细胞缺乏症。

3．放射性 I¹³¹ 治疗

放射性 I¹³¹ 能放出 β 射线,破坏甲状腺组织,从而减少甲状腺激素的分泌,达到治疗甲亢的目的,其有效率可达 90％以上,适用于不能长期服用治疗甲亢的药物者,或药物疗效不佳者,或有甲状腺次全切除手术禁忌证或术后复发者,禁忌证为伴有严重肝、肾疾病及近期有

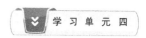

心肌梗死者。并发症主要是甲状腺功能减退。

4. 手术治疗

适用于：

(1)长期口服药无效的中、重度甲亢患者。

(2)结节性甲状腺肿伴甲亢或甲状腺巨大有压迫症状者。

四、照护措施

(一)生活护理

1. 环境管理

环境要安静,避免嘈杂。甲亢患者因怕热多汗,应安排通风良好的环境,夏天使用空调,保持室温凉爽恒定(20 ℃左右),房间色调和谐,避免强光刺激,避免患者受到精神刺激或过度兴奋。

2. 饮食

因患者机体处于高代谢状态,能量消耗增多,需补充高热量、高蛋白、维生素及矿物质丰富的饮食以补充消耗,满足高代谢需要。主食应足量,可以增加奶类、蛋类、瘦肉类等优质蛋白质以纠正体内的负氮平衡,多摄入新鲜蔬菜和水果。给予充足的水分,每天饮水 2000～3000 mL 以补充出汗、腹泻、呼吸加快等所丢失的水分,但对并发心脏疾病者应避免大量饮水,以防因血容量增加而诱发水肿和心力衰竭。禁食刺激性食物及饮料,如辣椒、酒、咖啡、浓茶等,以免引起精神兴奋。避免吃含碘丰富的食物,如海带、紫菜等。减少食物中粗纤维摄入,以减少排便次数。

3. 休息

甲亢患者因基础代谢亢进,活动耐力下降,应评估患者目前的活动量、活动和休息方式,与患者共同制订日常活动计划。由于患者常有乏力、易疲劳等症状,故需要充分的休息,合理安排工作、学习与生活,避免劳累。活动是以不感疲劳为度,适当增加休息时间,维持充足的睡眠,防止病情加重。重症甲亢及甲亢合并心功能不全、心律失常或严重感染者,应严格卧床休息。

4. 夏季防中暑

对大量出汗的患者,应随时更换浸湿的衣服和床单,保持全身皮肤清洁、干燥。夏季提供合适的降温方式,如以温水擦身或饮用冷饮料,预防中暑。多摄取水分,以每日 3000～4000 mL 为宜,防止脱水。

(二)医学护理

1. 病情观察

(1)一般观察:观察患者体温、脉搏、血压、呼吸、心率,以及体重变化、出汗与皮肤状况、大便次数、有无腹泻或脱水症状。

(2)特征观察:观察突眼症状改变情况及甲状腺肿大情况。突眼患者应定期行眼科角膜检查,以防角膜溃疡造成失明。

(3)出入量:每日饮水量、进食量、尿量和液体出入量平衡情况。

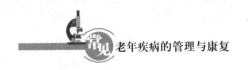

(4)神经系统变化:观察患者精神状态和手指震颤情况,注意有无焦虑、烦躁、心悸等甲亢加重表现,必要时使用镇静剂。

对患者病情做好观察记录,病情变化时及时通知医生,配合处理。

2. 用药护理

有效治疗可使病情稳定,应指导患者正确用药,不可自行减药或停药,并密切观察药物的不良反应,及时处理。抗甲状腺药物治疗的常见不良反应有如下几方面。

(1)粒细胞减少,严重者可导致粒细胞缺乏症,因此,必须复查血象。粒细胞减少多发生在用药后2~3个月内,如外周血白细胞低于 $1.5×10^9$/L,应考虑停药,并给予促进白细胞增生药;如伴有发热、咽喉肿痛、皮疹等症状须立即停药。

(2)皮疹较常见,可用抗组胺药物控制,不必停药;如皮疹严重则立即停药,以免发生剥削性皮炎。

(3)若发生中毒性肝炎、肝坏死、精神病、胆汁淤积综合征、狼疮样综合征、味觉丧失等,应立即停药治疗。

3. 突眼的护理

对于突眼患者,眼睛的护理尤为重要,包括:

(1)采用保护措施,预防眼睛受到刺激和伤害。指导患者外出戴墨镜,以防强光、灰尘和异物刺激。

(2)经常用眼药水湿润眼睛,避免过度干燥,睡前涂抗生素眼膏,眼睑不能闭合者盖上无菌纱布或眼罩,尽量防止角膜干燥。

(3)睡眠时抬高头部,使眼眶内液回流减少,低盐饮食,可遵医嘱适量使用利尿剂,以减轻眼球后软组织水肿。

(4)当眼睛有异物感、刺痛或流泪时,勿用手直接揉眼睛。

4. 并发症的预防和护理

甲亢患者易诱发甲亢危象。指导患者进行自我心理调整,避免感染、严重精神刺激、创伤等诱发因素。坚持治疗,不自行停药。手术或放射性碘治疗前做好充分准备。观察神志、体温、呼吸、脉搏、血压变化。若原有甲亢症状加重,并出现发热(体温>39 ℃)、严重乏力、烦躁、多汗、心悸、心率到140次/min以上、食欲减退、恶心、呕吐、腹泻、脱水等应警惕甲状腺危象发生,须立即就医。对体温过高者给予冰敷或乙醇擦浴以降低体温;对躁动不安者使用床栏保护患者安全;对严重呕吐、腹泻、大量出汗者要及时补充足够的液体,维持体液量的平衡;对昏迷者加强皮肤、口腔护理,定时翻身,防止压疮、肺炎的发生。

(三)心理管理

甲亢患者常出现精神紧张,情绪易激动,脾气急躁、易怒,受到不良刺激后更明显。对他人言行和周围事物敏感多疑,甚至出现幻觉、躁狂等精神异常现象。由于情绪不稳定,患者在检查、治疗和护理过程中出现不配合或不遵守医嘱、护嘱的行为,或在与其他人交往中出现社交障碍或孤立。长期治疗给患者家庭和社会造成负担,会加剧患者烦躁。因此,应关心、体谅患者,与患者交流时态度和蔼,避免言语刺激。向患者耐心细致地解释病情,讲解有关甲亢疾病的知识,让患者及家属了解患者出现的性格、脾气变化是暂时的,可通过治疗得到改善。鼓励患者表达内心的感受,积极参加社交活动。指导患者家属控制各种对患者造

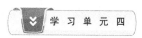

成不良刺激的信息,帮助患者建立舒畅愉快的生活氛围,使患者的焦虑情绪得到缓解。缓解患者焦躁和紧张的情绪,使其保持开朗乐观的心态,增强治愈疾病的信心。

(四)健康指导

1. 疾病知识宣讲

对甲亢易患人群进行宣教,使其避免精神刺激、过度劳累。患者应戒烟限酒。向有甲状腺疾病家族史者讲解甲亢常见临床表现,一旦出现可疑症状,应及时就诊。教导患者有关甲亢的疾病知识和眼睛的保护方法,使其学会自我护理。指导患者加强自我保护,上衣领宜宽松,避免压迫甲状腺,严禁用手挤压甲状腺以免甲状腺激素分泌过多,加重病情。鼓励患者保持身心愉快,避免精神刺激或过度劳累,帮助其建立和谐的人际关系和良好的社会支持系统。

2. 指导老年人预防疾病

少吃含碘丰富的食物,饮食多为高热量、高蛋白、高脂肪、维生素丰富的食物,补充水分,避免劳累和精神刺激,保持情绪乐观。

3. 指导患者进行自我病情监护

指导患者坚持遵医嘱按剂量、按疗程服药;不可随意减量和停药。服用抗甲状腺药物的开始3个月,每周查血象1次,每隔1～2个月做甲状腺功能测定,每天清晨卧床时自测脉搏,定期测量体重,脉搏减慢、体重增加是治疗有效的标志。若出现高热、恶心、呕吐、不明原因腹泻、突眼加重等,则警惕甲状腺危象可能,应及时就诊。

五、预防及康复

(1)禁止摄入刺激性的食物及饮料,如浓茶、咖啡等,以免引起精神兴奋。减少食物中粗纤维的摄入,以减少排便次数。避免进食含碘丰富的食物。

(2)按医嘱服药,不可自行减量或停药,观察药物的不良反应,并及时处理。

(3)加强自我保护,上衣领宜宽松,避免压迫甲状腺,严禁用手挤压甲状腺以免甲状腺激素分泌过多。

(4)鼓励患者保持身心愉快,避免精神刺激或过度劳累,帮助其建立和谐的人际关系和良好的社会支持系统。

子单元三 糖尿病的管理与康复

 案例导入

▲**患者:**男性,67岁。

▲**现病史:**12年前出现无明显诱因口唇干燥、多饮水,每日饮水量达4000 mL,多尿,尿量与饮水量相当,夜尿5～6次,疾病最初1个月体重下降约10 kg,多次检查空腹静脉血糖均高于7.0 mmol/L,确诊为糖尿病,一直口服二甲双胍治疗。近2年逐渐出现双手和双足麻木,症状逐渐加重。近1年来应用门冬胰岛素进行降血糖治疗。1周前因劳累出现病情

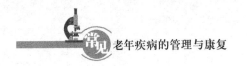

加重,伴有躯体明显疲乏感。

▲**既往史**:否认高血压、冠心病史。否认药物过敏史。

▲**主诉**:口唇干燥、多饮水、多尿达 12 年,双手和双足呈麻木状态有 2 年,加重 1 周。

▲**体格检查**:体温(T)36.9 ℃,呼吸频率(R)18 次/min,脉搏(P)82 次/min,血压(BP)132/84 mmHg。

神志清楚,营养状况一般,双肺听诊清音,心率 85 次/min,心律平齐,腹部平软,无压痛,肝脾未及,双下肢未伴水肿,双手和双足疼痛、触觉减退。

▲**实验室检查**:空腹血糖 13.2 mmol/L,餐后血糖 17.5 mmol/L。

尿常规检查:尿糖(+++),蛋白(-),酮体(-)。

▲**任务**:①针对上述资料,为该名老年患者拟订照护策略。

②为该名老年患者及其家属拟订具体的健康指导方案。

▲**任务描述**:

糖尿病正肆虐全球,其患病率之高及其对人类健康的危害仅次于心血管病和肿瘤而位居第三。糖尿病的发病率越来越高,对人类健康的威胁也逐步升级。糖尿病的预防与照护工作已成当务之急。做好对糖尿病老人的照护工作,需要了解糖尿病的发病因素,掌握糖尿病的临床表现、并发症,熟悉糖尿病的治疗方案,能够为糖尿病患者制订合理的照护方案,并能够开展糖尿病的健康教育等。

▲**任务实施**:

①将每 5 人视为一个小组,全班开展讨论。

②以小组为单位,对糖尿病患者的管理与康复相关知识进行自学,并对案例内容进行讨论及分析。

③各小组派出代表,将各自的自学、讨论结果进行展示。

▲**任务总结**:

①教师对各小组讨论结果进行点评及分析。

②教师对任务描述中的相关内容进行总结。

 知识链接

糖尿病是一种以慢性血糖水平增高为特征的代谢性疾病,是由胰岛素分泌和(或)作用缺陷所引起。长期碳水化合物、脂肪和蛋白质代谢紊乱可引起多系统损害,导致眼、肾、神经、心脏、血管等组织器官的慢性进行性病变、功能减退及衰竭;病情严重或应激时可发生急性代谢紊乱,如糖尿病酮症酸中毒(DKA)、高血糖高渗状态(HHS)等。老年人糖尿病是指 60 岁以后发病,或青年、中年时发病而延续到 60 岁以后的情况。本病使患者生活质量明显下降,寿命缩短,病死率较高,应积极防治。

一、流行趋势

1997 年 WHO 报告全世界约有 1.35 亿糖尿病患者,我国约有 2000 万以上。2012 年我国糖尿病患者已超过 9240 万人,占全球 1/4,且快速增长的势头令人非常担忧。中国已成为世界第一糖尿病大国。国际糖尿病联盟(IDF)公布了 2011 年全球糖尿病患病率及 2030 年估算糖尿病患病率。2011 年全球糖尿病患者有 3.66 亿,2030 年估计将达到 5.52 亿,增幅高达 50.7%。

糖尿病可发生于所有年龄的人群,老年人群患病率更高,且呈现随年龄增长而增高的趋势。40 岁以上患病率明显上升,平均每增长 10 岁,患病率约上升 1%,60～70 岁达高峰。据统计,糖尿病在 50 岁以上人群中平均患病率较 50 岁以下者高 4 倍。在所有糖尿病患者中,50 岁以上者约占 2/3,60 岁以上者约占 1/3,老年糖尿病患者占 40% 以上。因此,糖尿病已成为社会公共卫生和公共健康方面的重大问题。

二、发病原因

糖尿病的病因和发病机制复杂,至今尚未完全阐明。目前公认的是,糖尿病不是唯一病因所致的单一疾病,而是复合病因的综合征,是遗传、自身免疫和环境因素共同参与的结果。

糖尿病是一组以高血糖为特征的综合征,本病的发生可能和下列因素有关。老年人体力活动减少,影响组织对血糖的利用,所以逐渐变胖,而肥胖者往往胰岛素受体数量下降,并且对胰岛素不敏感,从而使血糖利用率减少,发生高血糖;老年人新陈代谢速率减慢,碳水化合物的代谢也减慢,使糖耐量减退;人体组织发生改变,由于年老体弱、运动量减少,人体内储藏糖的组织减少,导致葡萄糖被肌肉摄取和储存与代谢均减少,且老年胰岛 B 细胞分泌比年轻人少,同时老年胰岛 B 细胞分泌物中的胰岛素原比例增多,其活性只有胰岛素的 1/10;老年人拮抗胰岛素的激素分泌增多,从而导致高血糖。

国内外的学者研究认为,糖尿病还与如下因素有关。

(一)遗传因素

6351 例糖尿病患者的调查显示,其中 24.5% 有阳性家族史,另有调查发现,单卵双生子常可同时或先后发病,提示遗传因素在糖尿病的病因中占据重要地位。

(二)饮食习惯

饮食习惯与糖尿病的发病也有一定的关系。摄入能量超标、少动肥胖与之关系密切。

(三)感染等应激因素

皮肤化脓性感染、泌尿系统感染、肺结核、心肌梗死、脑卒中、创伤、麻醉、外科手术甚至精神创伤或长期精神紧张等应激因素,在糖尿病遗传因素存在的条件下,都是糖尿病常见的诱发因素。

三、临床分类

随着对糖尿病认识的逐渐深入,它的分型亦在不断改进,但各个地区或国家对糖尿病的分型意见不完全一致。现在 WHO 最新的临床分类如下。

(一)1 型糖尿病

此型是由于胰岛 B 细胞被大量破坏,胰岛素绝对缺乏,从而引起患者血糖持续升高。发生此型糖尿病多意味着自身免疫机制引起了细胞破坏。主要特点是发病在青少年阶段为

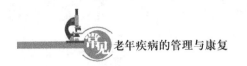

主,患者较瘦,特征性的症状较重,需要用胰岛素治疗。

(二)2型糖尿病

此型是由胰岛素抵抗和胰岛素分泌缺陷所致,患者体内可产生一定量的胰岛素,但数量不够或产生的胰岛素不能有效发挥作用,因而血液内葡萄糖聚集,血糖水平升高。主要特点是发病在中老年阶段为主,遗传性较强,患者偏胖,特征性的症状较轻,有的甚至无症状,大多数患者饮食调整或加用口服降糖药即能控制。少数患者亦需要用胰岛素治疗。

(三)其他类型的糖尿病

1. 胰腺疾病引起的糖尿病

如胰腺炎、胰腺肿瘤等激发的糖尿病。

2. 内分泌疾病引起的糖尿病

如甲状腺功能亢进、指端肥大症、肾上腺皮质功能亢进等可继发糖尿病。

3. 某些药品所致的糖尿病

如利尿药、泼尼松、异丙嗪、苯妥英钠、吲哚美辛、异烟肼等可能会引起血糖升高。

4. 葡萄糖耐量异常

这是指空腹血糖、餐后血糖还不足以诊断为糖尿病,但血糖已超过正常人的标准的情况。由于葡萄糖耐量异常,患者发展为糖尿病的危险较一般人群高,故可认为葡萄糖耐量异常为糖尿病发展过程中的一个阶段。注意饮食控制、加强体育锻炼和适当的药物治疗可防止其发展为糖尿病。

5. 妊娠期糖尿病

妊娠时有的孕妇出现糖耐量异常,分娩后糖耐量应恢复正常,如不恢复,则有可能发展为糖尿病。

四、诊断标准

(一)国内诊断标准

凡符合以下情况者可诊断为糖尿病:

(1)有典型的临床表现("三多一少"),餐后任何时候血糖≥11.1 mmol/L,经重复一次检查证实无误者,可诊断为糖尿病,不必再做葡萄糖耐量试验。

(2)无论有无糖尿病典型症状,空腹血糖≥7.0 mmol/L,经重复一次检查证实无误者,可诊断为糖尿病,不必再做葡萄糖耐量试验。

(3)对于没有明显症状,空腹血糖或餐后任何时候血糖都未达到上述标准的可疑糖尿病患者应做葡萄糖耐量试验。

口服葡萄糖耐量试验(OGTT):本试验用于空腹血糖高出正常范围,但未达到诊断为糖尿病标准者。WHO推荐成人将75 g无水葡萄糖溶于250~300 mL水中,5 min内饮完,2 h后测量血糖。OGTT2hPG≥11.1 mmol/L为诊断糖尿病的主要指标之一。

(二)必须注意的问题

(1)尿常规检查中尿糖阳性者必须排除其他原因,不能只依据尿糖阳性而诊断为糖尿病,从而直接进行药物治疗。

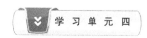

（2）疑为糖尿病患者，如尿常规检查中尿糖阴性，还必须检查血糖，以上述的血糖值作为诊断标准。

五、临床表现

糖尿病患者由于胰岛素绝对或相对不足，摄入的葡萄糖不能完全利用，出现以高血糖为主的一系列代谢紊乱。典型临床表现为多尿、多饮、多食、消瘦，称为"三多一少"表现。常伴有乏力、女性外阴瘙痒等症状。

（一）多尿

因血糖经肾小球滤出，而不能完全被肾小管再吸收，形成渗透性利尿。排糖量越多，尿量越多。每日尿量可达 3000～6000 mL。

（二）多饮

由于多尿，水分丢失过多，发生体内脱水，因而口腔干燥，甚至舌红而痛，排尿越多越口渴，饮水量也越多。

（三）多食

由于葡萄糖不能完全被机体利用，而从尿中排出，机体常处于"半饥饿"状态，能量缺乏引起食欲亢进。

（四）乏力

人体不能正常利用葡萄糖和有效地释放出能量，同时组织失水，电解质代谢失衡，因而感到全身乏力，精神萎靡。

（五）消瘦

机体不能充分利用葡萄糖，使脂肪、蛋白质合成减少，分解增加，消耗过多，人体逐渐消瘦、体重减轻。

70%老年糖尿病患者典型症状不明显，甚至毫无表现，主要是因为老年人肾糖阈值升高，多尿不明显；口渴感觉随着年龄增长而受损，多饮水也不明显。更多患者典型症状可能被其他疾病所遮盖，只在常规体检或因其他疾病检查时发现有糖尿病。有的老年人可因并发症突出而就诊。因此，老年人每年做一次健康体检是很有必要的。

六、并发症

糖尿病慢性并发症可累及全身各系统和（或）器官，早期发现，才能防治，一旦发展到后期则难以逆转而严重影响预后。老年糖尿病患者常表现出心、脑、肾、眼、血管、神经、皮肤等部位的并发症。

（一）大血管病变

大血管病变主要是动脉粥样硬化和继发于高血压的中小动脉硬化，这种病变也可见于非糖尿病患者，而不具有特异性。主要侵犯主动脉、冠状动脉、大动脉、肾动脉和肢体动脉等，引起冠心病（心肌梗死）脑卒中、肾动脉硬化、肢体动脉硬化，严重供血不足可导致指端坏疽（糖尿病足）等。

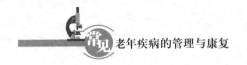

(二)微血管病变

1. 糖尿病肾病

毛细血管间肾小球硬化症是主要的糖尿病微血管病变之一,常见于糖尿病病史超过10年的患者,是1型糖尿病患者的主要死亡原因。典型表现为蛋白尿、水肿和高血压,晚期伴氮质血症,最终发生肾衰竭。

2. 眼部病变

病程超过10年的多数患者可出现不同程度的视网膜病变,这是糖尿病患者失明的主要原因之一。早期为视网膜小静脉扩张和微血管瘤,随后可出现视网膜出血、水肿、微血管渗出等病变,后期可因玻璃体积血和视网膜剥离而失眠。此外,眼部病变还可包括白内障、青光眼、屈光改变、虹膜睫状体病变等。

(三)神经病变

神经病变累及神经系统,以多发性周围神经病变最常见,病情进展缓慢,常为对称性,下肢重于上肢。临床上常先出现袜套或手套状的肢端感觉异常,以及麻木、针刺、灼热或如踏棉花感,继之痛觉过敏,出现下肢或上肢隐痛或烧灼样痛,夜间或寒冷季节加重。后期可有运动神经受累表现,如肌张力减弱、肌力减弱,以致肌萎缩和瘫痪。检查有早期腱反射亢进,后期减弱或消失,触觉和温度觉也不同程度降低。临床症状出现前,电生理(肌电图)检查可发现感觉和运动神经传导速度减慢。

单一周围神经损害不常见,主要累及动眼神经,其次为外展神经麻痹。

自主神经损害较常见,且可较早发生,影响胃肠、心血管、泌尿系统和性器官功能。临床表现有瞳孔改变(不规则缩小,光反射消失,调节反射存在);分泌汗液异常(无汗、少汗或多汗);胃排空延迟(胃轻瘫)、腹泻(饭后或午夜稀水样便)、便秘等胃肠功能失调;体位性低血压、持续性心动过速,心搏间距延长等心血管自主神经功能失调。此外,还可有残余尿量增加、尿潴留、尿失禁、逆向射精、阳痿等泌尿生殖系统功能异常的表现。

(四)感染性并发症

糖尿病患者常反复发生皮肤疖、痈等化脓性感染,甚至引起败血症或脓血症。足癣、甲癣、体癣等皮肤真菌感染也较常见,女性患者常合并真菌性阴道炎。肺结核发病率高,进展快,易形成空洞。肾盂肾炎和膀胱炎为泌尿系统最常见的感染,尤其多见于女性,常反复发作,易转为慢性肾盂肾炎。此外,糖尿病患者伴发脂肪肝、肝硬化、胆囊炎、牙周病等也较多。

(五)糖尿病足

末梢神经病变、下肢动脉供血不足、细菌感染等多种因素可引起足部感觉异常、溃疡、肢端坏疽等病变,称为糖尿病足。足部溃疡多见,溃疡常较深,无痛,不易愈合。

(六)糖尿病急性并发症

1. 低血糖

低血糖是老年糖尿病患者治疗中最严重的急性并发症,很多研究发现,与口服降糖药或胰岛素有关的致命性低血糖的危险性随年龄增长呈指数性增加。主要是由于胰高血糖素的分泌降低,对低血糖的自主警觉症状的知觉性下降。而且低血糖期间精神运动性速度反应

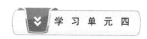

的改变妨碍患者采取措施缓解低血糖。

2. 酮症酸中毒

糖尿病病情加重时产生大量脂肪分解代谢产物——酮体(包括乙酰乙酸、丙酮酸),当酮体超过外周组织所能利用的量时,血中酮体升高、尿中出现酮体,临床上称为酮症。这些酮体均为较强的有机酸,大量消耗体内的储备碱,若代谢紊乱进一步加剧,血酮体浓度继续升高,超过体内酸碱平衡调节能力时,便产生代谢性酸中毒。

引起糖尿病酮症酸中毒的诱因有感染(以呼吸道、泌尿道感染最为多见)、胰岛素治疗中断或剂量不足、饮食不当、创伤、手术、妊娠和分娩等,多发生于 1 型糖尿病。早期酮症阶段为原来糖尿病症状加重;当酸中毒出现时表现为食欲减退、恶心、呕吐、极度口渴、尿量显著增多,常伴有头痛、嗜睡或烦躁,呼吸深快有烂苹果味(丙酮味);病情进一步发展出现严重脱水、尿量减少、皮肤黏膜干燥、眼球下陷、脉搏细速、血压下降、四肢厥冷,最终各种反射迟钝或消失,患者昏迷,甚至死亡。

3. 高血糖高渗状态

高血糖高渗状态简称为高渗性昏迷,多见于老年 2 型糖尿病患者,发病前多无糖尿病病史或症状轻微,是糖尿病急性代谢紊乱的另一种临床类型。常见诱因有感染、急性胃肠炎、胰腺炎、脑血管意外、严重肾疾患、血液或腹膜透析治疗,以及某些药物的使用(如糖尿病激素、免疫抑制剂、噻嗪类利尿剂等)。患者有严重高血糖、脱水和血浆渗透压增高而无显著的酮症酸中毒。起病时先有多尿、多饮,但多食不明显或反而食欲减退,失水随着病程进展逐渐加重,出现精神神经症状,表现为嗜睡、幻觉、定向障碍、抽搐、偏瘫等,甚至昏迷。病死率高达 40%。

七、治疗

(一)治疗目的

(1)消除糖尿病"三多一少"的症状。

(2)控制高血糖,使血糖降到正常水平或接近正常水平。

(3)纠正脂肪代谢紊乱,把胆固醇和三酰甘油纠正到正常水平或接近正常水平。

(4)防治各种急性、慢性并发症的发生和发展,减轻患者痛苦,减少致残、致死的发生率。

(5)保证儿童、青少年的正常生长发育。

(6)通过科学教育,使患者掌握并能运用防治糖尿病的基本知识,从而进行必要的自我监测和自我保健。

(7)改善糖尿病患者的生活质量,增强体质,以达到延年益寿的目的。

(二)治疗原则

(1)本病尚不能根治,但可"治疗达标",使患者成为"条件健康人"。

(2)"治疗达标"的保证是实施糖尿病教育,医患长期密切合作。

(3)"治疗达标"的方法是现代综合疗法,其核心主要是控制高血糖,同时兼顾防治并发症。其措施包括 5 个方面,即:

①饮食疗法为基础,一以贯之。

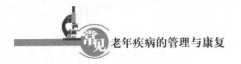

②运动疗法宜适当,贵在坚持。

③药物疗法求效果,治必达标。

④教育疗法宜普及,助患成医。

⑤血糖监测常应用,适时调整。

(4)坚持个体治疗方案,按糖尿病类型不同,履行科学疗法。如 1 型和 2 型糖尿病的治疗方法不同,2 型糖尿病肥胖者与非肥胖者的治疗又有所不同,等等。

①1 型糖尿病的治疗:一旦确诊,早用胰岛素,且要求一步到位。

②2 型糖尿病:宜采取综合治疗,阶段式实施,逐步到位。

(5)正确处理坚持常年治疗与盲目从医的关系。

(三)治疗方法

1. 糖尿病的饮食疗法

饮食、运动、药物疗法是治疗糖尿病的三大法宝。其中,饮食是治疗所有糖尿病患者的基础疗法,不论糖尿病类型,病情轻重,有无并发症,是否口服降糖药物或注射胰岛素等,都要严格及长期执行,以利于血糖的控制和达到理想的治疗目标。

饮食疗法主要是指对饮食总量及结构的控制。饮食总量和结构指的是饮食摄入的总热量及其来源的分配比例。安排饮食量的原则是既充分考虑减轻胰岛负担,又要保证机体的正常需要,尽可能使体重恢复到标准体重±5%的范围内。肥胖者饮食总热量要少些,消瘦者饮食总热量可适当放宽些。

糖尿病的饮食控制是一个非常复杂、艰难而又漫长的过程,但又是治疗中必不可少的基本手段。得了糖尿病,就要从饮食总量上、结构上予以限制。应合理饮食,不能用饥饿疗法来降低血糖,每日主食量应不少于 300 g(6 两),不超过 400 g(8 两),不能多吃水果来充饥。糖尿病患者必须清醒地认识到饮食控制的重要性。

2. 糖尿病的运动疗法

(1)运动疗法在糖尿病治疗中的价值:增强周围组织对胰岛素的敏感性,改善糖代谢,使血糖下降;加速脂肪分解,减少脂肪堆积;增强心肺功能,促进全身代谢旺盛;增强体质和运动能力;使患者精神上获得爽快感、充实感,消除应激,提高精神耐受力,改善脑神经功能;预防或控制并发症的发生和发展。

(2)适应证:大多数轻型糖尿病,尤其是血糖在 16.7 mmol/L 以下的肥胖者为首选适应证;1 型糖尿病患者病情控制稳定者也可与其他治疗同时应用。

(3)禁忌证:1 型糖尿病血糖控制不稳定者;伴有肾病、心功能不全、冠心病、冠状动脉及脑供血不足、严重眼底病变、严重神经病变等糖尿病慢性并发症者;伴急性代谢紊乱并发症者;伴急性感染者;运动后心律不齐加重或不耐受者;等等。

(4)运动方式:步行、慢跑、骑自行车、跳健身操、打太极拳、打球及家务劳动等有氧运动,对糖尿病患者均较适合,其中步行活动较安全,容易坚持,可作为首选方式。此外,应结合一定抗阻力训练。

(5)注意事项:最重要的是掌握适应证和制订合理的运动处方;运动前,尤其是老年人应做必要的医学检查,包括糖尿病有关检查及心、肺、肝、肾功能,眼底检查等,根据有无心肺功能异常,得到专科医师、护士的指导;运动前先做准备活动,防止骨骼、肌肉及软组织损伤;运

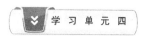

动中观察反应,必要时监测心率、血压、心电图或在医师指导下运动,防止糖尿病各种并发症的发生。

八、照护措施

(一)生活照护

1. 饮食管理

饮食疗法是糖尿病的基础治疗方法,是控制血糖和减轻症状的重要途径,应贯穿于糖尿病患者治疗的全过程。护理人员应对患者及家属进行正确的饮食指导,使患者维持合理体重和营养状态,防止血糖过高,预防或推迟并发症的发生。

饮食治疗的关键在于控制饮食总热量。提倡食用粗谷类、适量杂粮、绿叶蔬菜、豆类及含糖成分低的蔬菜水果等;限制饮酒及甜食,包括各种糖果、甜点心、冷饮、含糖饮料等;忌食油炸、油煎食物。每日摄取的蛋白质中,动物蛋白应占总量的 1/3,以保证必需氨基酸的供给。炒菜宜用植物油,每日摄取食盐应限制在 6 g 以下,少食动物内脏、蟹黄、鱼子、虾子等含胆固醇高的食物,以免促进和加重心、肾血管并发症的发生。饮食中应增加纤维素的含量,每日饮食中纤维素的含量不宜低于 40 g。以上的饮食治疗方案仅是原则估算,在治疗护理过程中应观察患者并按实际效果做必要调整。如肥胖患者在治疗措施适当的前提下体重不下降,应进一步减少饮食总热量。又如体型消瘦的患者在疗程中体重有所恢复,其饮食方案也应做适当调整,以免体重继续增加。

糖尿病患者的进食方法:宜少食多餐,一日不少于 3 餐,一日 3 餐的食物分配为 1/5,2/5,2/5 或 1/3,1/3,1/3;最好一日 6 餐,即除 3 餐外,上午、下午安排间食及睡前进食;进餐时间要有规律;少吃或不吃零食;严格执行,长期坚持。

2. 运动管理

强调老年糖尿病患者进行适度的运动,在帮助患者制订运动方案时,应根据老年患者的身体状况、病情程度及有无并发症等选择不同的运动量和运动方式,不必强求一致。一般从短时间、小运动量开始,循序渐进。剧烈运动或不运动对老年糖尿病患者不利。通常选择餐后 1～1.5 h 进行运动,运动前或运动中可适量加餐(如 3～4 块苏打饼干或 1 个水果)。运动后测量血糖以观察是否稳定。可随身携带糖果,以防止低血糖的发生。如出现呼吸费力、头晕、眼花、大汗淋漓、面色苍白、胸前有压迫感等情况应立即停止运动。随身携带糖尿病信息卡,便于意外时急救。运动时要注意双足的保护,鞋袜要宽松柔软、合脚,每次运动前要仔细检查双足皮肤有无破损、溃疡,鞋内有无异物,避免不必要的痛苦。避免在恶劣天气中运动。老年患者运动时,最好由护理人员监测,以防止意外,便于急救。

(二)医学护理

1. 病情观察和对症处理

(1)定时监测尿糖和血糖,随时掌握病情。糖尿病患者的尿糖和血糖测定十分必要,测尿糖方法简便易行,可每天测量,分析病情。但是,老年糖尿病患者不能仅看尿糖测试结果来调整治疗方案,因尿糖无法准确定量,也不能真实反应血糖的实际水平,因此,应以血糖监测为主。测血糖法:测量早、中、晚三餐前和餐后 2 h 及睡前血糖,并正确记录。血糖检测是

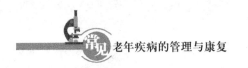

采集患者静脉血或手指血而进行检测的一种方法。没有条件购买血糖仪的患者可定期门诊随访。

（2）观察代谢改变的症状、体征及处理方法。

①低血糖反应：疲乏、饥饿、出汗、恶心、呕吐、脉速、面色苍白、发抖、嗜睡、烦躁、唇舌麻木、视物模糊或复视、反应迟钝、行为改变、进行性躯体移动不协调或缓慢。处理：神志不清醒者口服含 15～20 g 糖的食物，如糖水、果汁或其他易吸收的碳水化合物。每隔 15 分钟监测血糖 1 次，如治疗无效，再次口服糖，必要时可考虑静脉注射 50% 葡萄糖 20～60 mL。也可应用胰高血糖素 1 mg 肌注，适用于一时难以建立静脉通道的院外急救或患者自救。

②高血糖反应：多饮、多食、多尿、恶心、呕吐、视物模糊或复视、头痛、腹痛、嗜睡、虚弱、皮肤潮红、呼吸深快、脉搏细速、体温升高、丙酮味呼吸、低血压、进行性昏迷。处理：及时留取血尿标本，如患者处于清醒状态，可以喝不含糖饮料，饮水可降低高渗状态，并及时请示医生给予相应处理。

2. 做好糖尿病患者足部护理

糖尿病足是一种常见且非常棘手的并发症，特别是老年糖尿病患者伴有进行性动脉血管硬化症，发生末梢神经障碍，就容易发生足部溃疡或坏疽等。因此，应特别注重预防糖尿病足。应经常进行足部运动，改善下肢血液循环。做好足部保健，预防因血管或神经障碍引起的消退、足部感染。每天温水洗脚、按摩、剪趾甲，注意不要将趾甲剪得过深，不要用锐器抠鸡眼和老茧。穿合脚、舒适的鞋袜。若发现足部疼痛，颜色和温度发生变化或有感染症状，应及时就医。

3. 定期复查

每隔 1～2 个月复查，带好糖尿病治疗卡及糖尿病记录表，以供医生参考，及时调整治疗方案。每隔 1～2 年全面复查，并着重了解血脂水平，心、肾、神经功能和眼底情况，以便尽早发现并发症，给予相应的治疗。当身体状况不佳时应及时就诊。

（三）心理管理

糖尿病是一种慢性病，随着病情的发展可出现多脏器功能受损和各种并发症，给患者及家属带来很大的经济和心理上的压力。患者由于控制饮食、长期服药或注射胰岛素带来的烦恼，对并发症的忧虑，对低血糖症状及各种并发症防治措施所致不良作用的恐惧等负面情绪，导致对今后的生活失去信心；又因内分泌紊乱，易烦躁、愤怒、情绪激动等，引起应激激素的分泌，从而导致血糖波动和其他异常。因此，在临床护理工作中，要评估患者对疾病的反应，树立其对健康生活的信心；要求护理人员关心、鼓励患者及家属讲出自己的感受，耐心听取其提出的问题，直到达到最佳心理状态。关心和理解患者，及时将糖尿病的基本知识和预后告知患者和家属，使他们了解糖尿病虽不能根治，但可通过饮食控制、终生治疗、规律生活和适当体育锻炼而避免并发症的发生，可以和正常人一样生活和长寿；与患者及家属共同商讨饮食、运动计划，鼓励亲属和朋友多给予亲情和温暖，使其获得感情上的支持；鼓励患者参加各种糖尿病病友团体活动，增加战胜疾病的信心，使患者以良好的心理状态配合治疗和护理工作的进行。

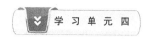

(四)健康指导

1. 疾病知识教育

帮助糖尿病患者及家属了解有关糖尿病的知识,关心和帮助患者,对患者给予精神支持和生活照顾。使患者了解糖尿病发病的高危因素,明确糖尿病对身体的损害,指导相应的饮食运动疗法。

2. 指导老年人预防疾病

未患糖尿病的老年人宜饮食清淡,少食甜食,根据身体情况适量运动、定期体检。对易患病老人要使其了解定期监测血糖、尿糖的重要性并掌握相关测定技术,了解糖尿病控制良好的标准。掌握口服降糖药的应用方法和不良反应,注射胰岛素的方法及低血糖的反应判断和应对措施。帮助患者了解饮食控制在控制病情、防治并发症中的重要作用,掌握饮食治疗的具体要求和措施,并长期坚持。帮助其掌握体育锻炼的具体方法及注意事项。生活规律,戒烟限酒,注意个人卫生,做好足部护理;了解情绪、精神压力对疾病的影响,指导患者正确处理疾病所致的生活压力。

3. 指导患者进行自我病情监测

经常复查空腹血糖及餐后血糖,每隔2~3个月复查糖化血红蛋白,以了解疾病控制情况,及时调整用药剂量。明确定时监测血糖的重要性,并学会自测血糖。了解低血糖发生的时间和症状,了解低血糖危害,明确低血糖急救措施。每年定期全身检查,以便尽早防治慢性并发症。教导患者外出时随身携带识别卡,以便发生紧急情况能及时获得处理。

九、预防及康复

1. 定期检查

糖尿病是老年人的常见病,由于糖尿病在老年人中常出现非典型症状,而有些症状又易与其他症状混淆,如多尿常与尿失禁混淆,口渴常表现不明显,因而容易造成脱水和电解质紊乱;饥饿常被认为是药物的副作用或是由胃肠疾病所导致;糖尿病患者另一症状——疲劳,也因年老被忽略,体重减轻也未引起注意。所以,应加强老年人糖尿病知识的宣传,40岁以上应定期体检。

2. 坚持锻炼

老年人体力活动减少,影响组织对糖分的利用,常导致逐渐肥胖;若碳水化合物摄入过多,则葡萄糖可转化变成脂肪储存起来,又可导致肥胖。而肥胖者脂肪组织等细胞膜上胰岛素受体数量及亲和力下降,对胰岛素不敏感,从而使血糖利用减少,发生高血糖。所以,老年人必须保持健康、乐观情绪,每日坚持锻炼,如散步、慢跑、打太极拳等运动,可促进葡萄糖的利用,减少胰岛素需要量。

3. 注意饮食

老年人适宜低糖饮食,食物应含有一定量的粗纤维,控制总热量和脂肪,限制高胆固醇类食物,防止肥胖,预防糖尿病的发生。但也应注意,老年人牙齿脱落、食欲下降和消化功能减退均容易引起营养不良,应根据情况合理调配饮食。

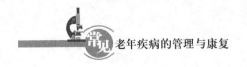

 ## 子单元三 血脂异常的管理与康复

案例导入

▲患者：男性，66岁。

▲现病史：近4年无明显诱因逐渐出现头晕、失眠、乏力、健忘，双眼睑周围散在多个黄色瘤，未予以诊治。

▲既往史：高血压6年，血压最高达180/92 mmHg，予以硝苯地平控释片降压治疗。否认糖尿病、冠心病史。有高血脂家族史。否认药物过敏史。

▲主诉：头晕、失眠伴眼睑周围黄色瘤4年。

▲体格检查：体温（T）36.6 ℃，呼吸频率（R）19次/min，脉搏（P）85次/min，血压（BP）162/89 mmHg。

神志清楚，营养状况良好，腹部肥胖，双眼睑周围可见散在黄色瘤，左眼1个，右眼2个，质地平软，颈部平软，口唇无发绀，双肺呼吸音清，心率73次/min，心律平齐，腹部平软，肝脾未及，双下肢无水肿。

▲实验室检查：TG值5.67 mmol/L，TC值8.64 mmol/L，LDL-C 6.17 mmol/L，HDL-C 0.51 mmol/L。

▲任务：①针对上述资料，为该名老年患者拟订照护策略。

②为该名老年患者及其家属拟订具体的健康指导方案。

▲任务描述：

随着生活水平的提高和生活方式的改变，血脂异常的患病率明显升高。而血脂异常对身体的损害是隐匿、逐渐、进行性和全身性的，直接损害是加速全身动脉粥样硬化，特别是与心脑血管等疾病的发生、发展有密切关系。可继发冠心病、糖尿病、脑血管意外、顽固性高血压及肾病综合征等。要做好对血脂异常老年人的照护工作，需要了解血脂异常的发病因素，掌握血脂异常的临床表现，熟悉血脂异常的治疗方案，能够为血脂异常患者做好健康教育工作。

▲任务实施：

①将每5人视为一个小组，全班开展讨论。

②以小组为单位，对血脂异常老年患者的管理与康复相关知识进行自学，并对案例内容进行讨论及分析。

③各小组派出代表，将各自的自学、讨论结果进行展示。

▲任务总结：

①教师对各小组讨论结果进行点评及分析。

②教师对任务描述中的相关内容进行总结。

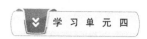

 知识链接

血脂异常是指血浆中脂质的量和质的异常。由于血浆脂质为脂溶性,必须与蛋白质结合为水溶性复合物才能运转全身,故血脂异常表现为脂蛋白异常血症。

一、发病因素

(一)原发性血脂异常

1. 遗传因素

大多属于家族性遗传,可通过多种机制引起血脂异常。

2. 饮食因素

饮食因素作用较为复杂,如暴饮暴食、嗜酒、偏食、饮食不规律等。

3. 血液中缺乏负氧离子

临床试验表明:血液中的正常红细胞、胶体质子等带负电荷,它们之间相互排斥,保持一定的距离,而病变老化的红细胞由于电子被争夺,带正电荷,正负相吸,使红细胞凝聚成团,造成血液黏稠。

(二)继发性血脂异常

继发性血脂异常由某些疾病引起,这些疾病包括:糖尿病、肝病、甲状腺疾病、肾疾病、胰腺、肥胖症、痛风等。

二、疾病分类

根据血清总胆固醇、三酰甘油和高密度脂蛋白—胆固醇的测定结果,高脂血症可以分为以下 4 种类型。

(一)高胆固醇血症

血清总胆固醇含量增高,超过 5.2 mmol/L,而三酰甘油<1.7 mmol/L,即三酰甘油含量正常。

(二)高三酰甘油血症

血清三酰甘油含量增高,超过 1.7 mmol/L,而总胆固醇<5.2 mmol/L,即总胆固醇含量正常。

(三)混合性高脂血症

总胆固醇超过 5.2 mmol/L,三酰甘油超过 1.7 mmol/L,即血清总胆固醇和三酰甘油含量均增高。

(四)低高密度脂蛋白血症

血清高密度脂蛋白—胆固醇(HDL-C)含量下降,数值低于 0.91 mmol/L。

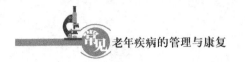

三、临床表现

根据程度不同,血脂异常的临床表现主要包括:

(1)脂质局部沉积,可引起黄色瘤,表现为黄色、橘黄色丘疹,结节或斑块,常见于眼睑周围。少数血脂异常患者可出现角膜弓和脂血症眼底改变。角膜弓又称为老年环,若发生在40岁以下,则多伴有血脂异常,以家族性高胆固醇血症多见,严重的高三酰甘油血症可产生脂血症眼底改变。

(2)一般血脂异常患者多表现为:头晕、耳鸣、神疲乏力、失眠健忘、肢体麻木、胸闷、心悸等,有的患者血脂高但无症状,常常是在体检化验血液时发现高脂血症。

(3)血脂异常较重时会出现头晕目眩、头痛、胸闷、气短、心慌、胸痛、乏力、口角歪斜、失语、肢体麻木等症状,最终会导致脑卒中等严重疾病,并出现相应表现。

(4)长期血脂高,脂质在血管内皮沉积所引起的动脉粥样硬化,会引起冠心病和周围动脉疾病等,表现为心绞痛、心肌梗死、脑卒中和间歇性跛行(肢体活动后疼痛)。

四、治疗原则

治疗血脂异常应采用综合措施。

(一)医学营养治疗

这是治疗血脂异常的基础,需长期坚持。根据患者血脂异常的程度、分型、性别、年龄和劳动强度等制订食谱。要注意限制总热量,避免摄入高胆固醇食物,避免高饱和脂肪酸摄入,多摄取不饱和脂肪酸食品,限制糖类,等等。

(二)适量的体育锻炼

适当的运动,如散步、慢跑、游泳、练太极拳等可以增强心肺功能,加快血液循环,增强机体代谢,提高体内某些酶,尤其是脂蛋白脂酶的活性,有利于三酰甘油的运输和分解,从而降低血中的脂质。

(三)减轻体重

对体重超过正常标准的人,应在医生指导下逐步减轻体重,以每月减重1～2 kg为宜。降体重时的饮食原则是低脂肪、低糖、足够的蛋白质。

(四)戒烟

吸烟可使血管收缩,血液黏稠度升高,因此,让吸烟者戒烟是降低血液黏稠度的有效途径。

(五)避免过度紧张

情绪紧张、过度兴奋,可以引起血中胆固醇和三酰甘油含量增高。凡有这种情况,可以应用小剂量的镇静剂(遵医嘱)。

(六)药物治疗

应选用副作用较少的药物,最常用的有阿托伐他汀、辛伐他汀、非诺贝特、烟酸、依折麦布、血脂康、新清宁片、脂必妥等,要注意药物副作用。

(七)血液稀释疗法

该方法是将患者的血液抽取适当数量,然后输入等量的血浆或其他液体(如低分子右旋糖酐),使患者血容量不降低,而使红细胞比积降低,以达到降低血液黏稠度的目的。本法适用于红细胞比积增加的患者,如红细胞增多症、慢性肺心病等患者。

除了以上几条外,平常可以适当补充一些维生素制剂,如金施尔康,它除了含有维生素C和烟酰胺外,还含有丰富的抗氧化元素,如β-胡萝卜素、硒、锌等,对降低血脂有积极的辅助治疗作用。

五、照护措施

(一)生活照护

1. 饮食

饮食治疗是首要的基本治疗措施,应长期坚持。原则为限制热量和脂肪摄入,保持均衡营养。帮助患者制订饮食行为干预计划。其内容如下。

(1)食物的选择:避免高脂肪、高胆固醇饮食,如少食脂肪含量高的肉类,尤其是肥肉,进食禽肉应去皮;少食用动物油脂、棕榈油等富含饱和脂肪酸的食物以及蛋黄、动物内脏、鱼子、鱿鱼、墨鱼等高胆固醇食物。

(2)低热量饮食:减少总热量摄入,可减少胆固醇合成,促使超体重的患者增加脂肪消耗,降低血脂,控制碳水化合物的摄入量,防止多余的糖分转化为血脂。

(3)进食含丰富纤维素的食物,可减少胆固醇吸收。

2. 休息

一般情况下,高脂、高黏滞血症不需要特别休息。

3. 运动

鼓励患者适当运动,运动锻炼可增加脂肪消耗,改善脂质代谢,防止体脂和血脂增多。运动可使高三酰甘油血症患者的血脂含量完全降至正常水平,还可以提高高密度脂蛋白—胆固醇的含量,改善心脏功能,防治冠心病。所以,血脂异常的老年人应积极锻炼身体,进行如长跑、骑自行车、游泳、打球、爬山等活动,或参加适当的体力劳动。

4. 养成良好的生活习惯

避免不良生活嗜好,不宜过多饮酒,可多饮水。控制体重,避免肥胖。

(二)医学护理

1. 病情观察

定期进行体检和复查血脂、肝功能,密切观察心脑血管疾病的临床征象。

2. 用药护理

对使用调节血脂药物者,应指导其正确服用,并观察和处理药物不良反应。

(1)他汀类药物主要不良反应:少数病例大剂量服用时可引起转氨酶升高、肌肉疼痛,严重者可引起横纹肌溶解、急性肾衰竭等,若与其他调节血脂药物(如烟酸、氯贝丁酯类)合用,应特别小心。用药期间定期监测肝功能。此类药物不宜用于儿童、孕妇和哺乳期女性。

(2)贝特类药物不良反应:一般症状较轻微,主要有恶心、腹胀、腹泻等胃肠道反应,有时

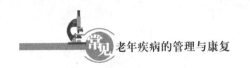

有一过性血清转氨酶升高。肝、肾功能不全者、孕妇、哺乳期女性忌用。此类药物可加速抗凝药作用,合用时抗凝药剂量宜减少。

(3)烟酸类药物不良反应:包括面部潮红、瘙痒、胃肠道症状等,严重不良反应使消化性溃疡恶化,偶见肝功能损害,可指导患者饭后服用。

3. 并发症预防及管理

做好对代谢综合征患者的护理工作。

(三)心理疏导

鼓励患者重视疾病,提高对高脂血症的认识,减少精神压力,保持心情愉快,坚持终生治疗。

(四)健康指导

1. 疾病知识教育

向患者说明血脂异常对健康的危害,使患者了解血脂异常与心血管疾病,尤其是冠心病密切相关,了解血脂异常是终生疾病,需要终生控制治疗。虽然没有典型症状,但仍要明确血脂异常的危害。对健康人群进行定期体格检查有助于早期发现血脂异常。

2. 指导老年人防治疾病

指导老年人坚持长期饮食调理、运动和进行适当的药物治疗,使血脂保持在适当的水平,以减少对心脑血管的进一步损害。提倡低脂肪、低胆固醇的科学饮食,饮食中注意增加纤维素的摄入,限制总热量;控制体重;戒烟,减少饮酒并戒烈性酒;坚持适当的体育运动。

3. 指导患者进行自我病情监测

要定期体检,监测血脂、肝功能和心脑血管各项指标,及时发现问题,及时就诊治疗。

六、预防及康复

(一)应注意饮食的量和质

一般老年人每日摄入 1480 kcal 热量即可满足身体需要(从事体力劳动的人,摄入热量可稍多些)。饮食上不要偏食,应提倡杂食。常吃豆腐、豆浆等豆制品,有利于预防血脂异常。新鲜绿叶蔬菜、水果富含维生素 C,可以降低胆固醇,增强血管弹性,减轻或防止动脉粥样硬化。每日三餐应做到早吃好、午吃饱、晚吃少。晚餐宜清淡,不宜吃过于油腻和含糖过多的食品。

(二)避免不良的精神刺激

人的情绪好坏与血脂高低关系极为密切。精神过度紧张、抑郁、焦虑等,会导致大脑功能失调,中枢神经兴奋和抑制这一功能的生物节律紊乱,血液循环不畅,心功能和脂质代谢发生障碍,从而引起血脂异常。所以,每个人都应学会控制情绪,保持心情愉悦和情绪稳定。

(三)经常参加体育锻炼

体育锻炼可提高大脑功能,强化机体抗病能力,有利于生物钟的运转,使人精力充沛;还可提高心、肺、胃肠和内分泌等器官的功能,促进新陈代谢;运动可使血中高密度脂蛋白增加,能把动脉壁中的胆固醇转运到肝中进行代谢,使血中胆固醇降低。因此,中老年人应选

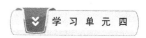

择适合自己的体育锻炼项目,持之以恒地进行锻炼。

(四)其他

生活要有规律,保证充足睡眠,不酗酒、不吸烟,均有助于防止血脂异常。

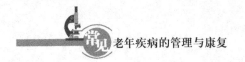
◆学习单元五　泌尿系统常见病的管理与康复

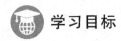 学习目标

◎知识目标：

①熟悉老年泌尿系统常见病的病因、临床表现、并发症。

②掌握老年泌尿系统常见病的预防与照护保健知识。

③了解老年泌尿系统常见病的治疗原则，能够正确指导患病老年人用药。

◎能力目标：

①能够做好预防老年泌尿系统常见病的工作。

②能够对患有泌尿系统疾病的老年人拟订合理的照护策略。

③能够根据病情选择合理的护理技术并正确实施。

④能够对老年人进行泌尿系统常见病的健康教育。

⑤具有关爱、尊重患病老人的职业素养和团队协作精神。

➡ 总　述 ⬅

　　泌尿系统由肾、输尿管、膀胱及尿道等器官组成。其中，肾是人体重要的生命器官，其主要功能是生成尿液，以排泄代谢产物及调节水、电解质和酸碱平衡，维持机体内环境的稳定。此外，肾还具有重要的内分泌功能。

　　泌尿系统疾病的患病人数近年来逐渐增多。流行病资料显示，全球终末期肾脏疾病人数持续增加。其发病机制涉及免疫、肿瘤、炎症、细胞毒性损伤及其他途径的损伤。肾疾病可发展为肾功能丧失，最终发展为终末期肾疾病（需要肾替代治疗的肾衰竭）。

　　泌尿系统疾病经常会引起各种综合征，如肾病综合征、慢性肾衰竭等。治疗原则包括去除诱因，一般治疗，抑制免疫及炎症反应，防治并发症，延缓肾脏疾病进展，肾替代治疗。

　　随着年龄的增长，泌尿系统衰老性变化主要表现为肾和膀胱的组织形态改变和功能的减退，容易发生肾衰竭，严重影响老年人的身体健康。

子单元一 泌尿系统感染的管理与康复

 案例导入

▲**患者**:女性,62 岁。

▲**现病史**:3 天前着凉后出现尿频,夜尿次数 7～8 次,尿痛、尿急,无肉眼可见的血尿,伴有发热,体温自测最高达 38.4℃,腰腹部疼痛,全身无力,食欲不振。自服"左氧氟沙星"后症状略有好转。

▲**既往史**:体格健壮,无肾脏疾病史。否认药物过敏史。

▲**主诉**:尿频、尿急、尿痛伴全身发热 4 天。

▲**体格检查**:体温(T)38.1 ℃,呼吸频率(R)20 次/min,脉搏(P)92 次/min,血压(BP)132/84 mmHg。

神志清楚,发育良好,精神不振,双肺闻及呼吸音清,双肺未闻及干湿啰音,心律平齐,心率 92 次/min,腹部平软,上下输尿管区域压痛呈阳性,肋脊点、肋腰点压痛呈阳性,双肾区叩诊呈阳性,肝脾未及,肠鸣音正常,移动性浊音阴性,双下肢无水肿。

▲**尿常规**:白细胞(＋＋＋),隐血(＋－),蛋白(＋－)。镜下白细胞满视野,脓细胞 5～10 个,红细胞 4～5 个。

▲**任务**:①针对上述资料,为该名老年患者拟订照护策略。

②为该名老年患者及其家属拟订具体的健康指导方案。

▲**任务描述**:

泌尿系统感染也称为尿路感染,简称为尿感。多见于育龄期女性、老年人、免疫力低下及尿路畸形者。女性发病率明显高于男性,60 岁以上女性尿感发生率高达 10％～12％,多为无症状性细菌尿。除非存在易感因素,成年男性极少发生尿路感染。50 岁以后男性因前列腺肥大发生率增高,尿感发生率也相应增高,约为 7％。如未及时治疗或治疗不当,可出现肾乳头坏死、肾周围脓肿等并发症,影响老年人的身体健康。因此,尿路感染的预防与照护工作非常重要。要做好对尿路感染老人的照护工作,需要了解发病因素,掌握临床表现,熟悉治疗方案及预后转归,能够为该病患者拟订合理的照护方案,并能够开展预防该疾病的健康教育等。

▲**任务实施**:

①将每 5 人视为一个小组,全班开展讨论。

②以小组为单位,对老年泌尿系统感染的管理与康复相关知识进行自学,并对案例内容进行讨论及分析。

③各小组派出代表,将各自的自学、讨论结果进行展示。

▲**任务总结**:

①教师对各小组讨论结果进行点评及分析。

②教师对任务描述中的相关内容进行总结。

知识链接

尿路感染是指各种病原微生物在尿路中生长、繁殖而引起的尿路感染性疾病。根据尿感发生的部位可将其分为上尿路感染和下尿路感染，前者指肾盂肾炎，后者主要指膀胱炎。肾盂肾炎和膀胱炎又有急性和慢性之分。

一、发病原因

老年人尿路感染很常见。60 岁以上的老年人发病率高达 10％，明显高于青壮年，老年人泌尿系统感染的易感性是多种因素相互作用的结果。

(一)致病菌

多数细菌都可以引起肾盂肾炎，但以大肠埃希菌最为多见，约占 60％～90％，其次是亚利桑那沙门菌、变形杆菌、葡萄球菌、铜绿假单胞菌等，偶见厌氧菌、真菌、病毒和原虫感染。有尿路器械检查史或长期留置导尿管的患者常发生铜绿假单胞菌、葡萄球菌感染；糖尿病或免疫力低下者常伴发尿路真菌感染；尿路结石者常见变形杆菌感染，而金黄色葡萄球菌则常见于血源性感染。

(二)感染途径

上行性感染最为多见，男性尿道 3～4 cm 处和女性尿道口附近 1～2 cm 处，都有细菌存在，当机体抵抗力下降或入侵细菌的毒力增加或尿道黏膜损伤时，这些细菌可以上行侵入膀胱，也可以随尿道手术或器械操作带入膀胱引起膀胱炎。当有下尿路梗阻或膀胱功能紊乱，输尿管口闭合不全时，尿液可自膀胱反流，细菌随之进入输尿管和肾盂引起肾盂肾炎。另外，细菌还可经淋巴系统感染、血行感染或直接感染，但都非常少见。

(三)易感因素

(1)老年人发生尿流不畅、尿路梗阻的比青壮年多，如尿路结石、尿道狭窄或异物、肿瘤、前列腺肥大、前列腺癌、膀胱癌、排尿功能紊乱等，均多见于老年人。

(2)正常男性前列腺液有抗菌作用。老年人前列腺液分泌减少或前列腺切除，降低了尿道抗菌能力。女性更年期后，尿道黏膜发生退行性改变，免疫球蛋白及有机酸分泌减少，局部抗菌能力降低，以及老年阴道炎、子宫颈炎等，这些都是尿路感染因素。

(3)老年人机体免疫力低下，常患糖尿病、高血压、动脉硬化、心功能不全等疾病或长期卧床、长期使用免疫抑制剂等均为促进感染发生和发展的因素。

(4)老年人因泌尿系统疾病或生殖系统疾病进行导尿、膀胱镜检查、尿道手术、留置尿管等操作较多，容易造成局部损伤而诱发感染，如消毒不严格，反复导尿或导尿管留置过久，细菌则更容易侵入。

(5)老年人多见神经源性膀胱，支配膀胱的神经功能发生障碍，如脊髓损伤、糖尿病、多发性硬化等疾病，因长时间的尿液潴留和(或)应用导尿引流尿液导致感染。

(6)泌尿系统结构异常，如肾脏发育不良、肾盂及输尿管畸形、移植肾、多囊肾等，也是尿路感染的易感因素。

(7)遗传因素:由于遗传而导致尿路黏膜局部防御尿感的能力降低,可使尿路感染发生的危险性增加。

二、临床表现

(一)肾盂肾炎

1. 急性肾盂肾炎

发病快,畏寒发热,体温多在 38～39.5℃,疲乏无力,恶心、呕吐、腰部酸疼、肾区压痛或叩击痛、膀胱区压痛;上行感染的急性肾盂肾炎,开始时即有膀胱刺激症状,如尿频、尿急和尿糖。

2. 慢性肾盂肾炎

慢性肾盂肾炎指肾盂肾炎病程超过半年的情况。大多数由急性肾盂肾炎发展而来,其表现复杂多样,多不典型,常有以下 5 种类型。

(1)复发型:反复发生尿路刺激症状,伴有菌尿;全身表现相对较轻,症状类似于急性肾盂肾炎。

(2)低热型:主要表现为长期低热,可伴有乏力、腰酸、食欲下降、体重减轻等。

(3)血尿型:主要表现为镜下或肉眼血尿,发作时伴有腰酸、腰痛和尿路刺激症状。

(4)隐匿型:又称为无症状性菌尿,即仅有尿液的改变,尿细菌培养可呈阳性,但无尿路感染的症状。

(5)高血压型:病程中出现高血压,偶尔会发展为急进型高血压,常伴有头晕、头痛、贫血和间歇性菌尿,无明显的蛋白尿和水肿等。

(二)膀胱炎

急性膀胱炎往往突然发病,尿频、尿急,排尿烧灼感,下腹痛,偶有血尿,膀胱区有轻度压痛。少数有发热,但体温常不超过 38 ℃。单纯的急性膀胱炎无全身症状。慢性膀胱炎的症状与急性膀胱炎相同,但较轻。

实验室检查中尿常规有蛋白、白细胞或脓细胞,尿培养细菌计数 $> 10^5$/mL,有肾功能不全者,血肌酐及尿素氮升高,二氧化碳结合力降低,电解质紊乱。

三、治疗原则

老年人尿路感染的症状可能很轻微,但有时后果极其严重,因此必须尽力治疗。急性尿路感染治疗原则为去除诱因,控制症状,消灭病原菌,保护肾功能和预防复发。患者宜卧床休息,多饮水,口服碳酸氢钠碱化尿液,以减轻尿路刺激症状。抗生素的应用应根据泌尿系统感染中最常见的细菌对各种抗生素敏感程度的不同而酌情选用。尽可能选择不易产生毒副作用的药物。急性期可先用磺胺类或氟喹诺酮类、呋喃妥因,若用药 3～5 天无效,再根据细菌药物敏感试验改用其他药物。重症可选青霉素类、氨基糖苷类或头孢菌素类药物。症状消失约 3～7 天,即可停药观察,每周复查尿常规及尿细菌 1 次,共 2～3 周,若均为阴性,即为临床治愈。慢性尿路感染比较顽固,需长时间治疗,病菌容易产生耐药性,因此,常选用

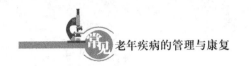

3~4 种细菌敏感抗生素轮流应用。同时积极寻找和治疗诱发因素,提高患者的抵抗力。

患者治疗期间要多饮水,口服碳酸氢钠碱化尿液,以减轻尿路刺激症状。

老年人常有肾功能减退情况,应用肾毒性抗生素须特别注意,在治疗过程中应经常检查尿常规、血尿素氮和肌酐,了解肾功能的变化。

四、照护措施

(一)生活照护

1. 环境

为患者提供一个安静、舒适的休息环境。

2. 饮食

给予足够的热量、蛋白质、维生素,饮食应清淡易消化。同时多喝水以增加尿量,每日饮水量应超过 2000 mL,督促每隔 2 小时排尿 1 次,达到冲洗膀胱,加速细菌、毒素和炎性分泌物的排出,减轻尿路刺激等目的。

3. 休息

急性患者应卧床休息。慢性患者应避免劳累,注意劳逸结合,保证充足的休息和睡眠。

(二)医学护理

1. 病情观察

密切观察患者的体温、尿液性状的变化及肾区局部和尿路刺激症状的程度,慢性患者注意肾功能情况。

2. 对症护理

(1)高热:高热患者可采用物理降温或遵医嘱应用退热药。注意补充水分,同时做好口腔护理。

(2)肾区疼痛:采用屈曲位卧床休息,尽量不要站立或坐位及弯腰,以减轻对肾包膜的牵拉。

(3)尿路刺激征:除多饮水外,可用 1:5000 高锰酸钾液坐浴,口服碳酸氢钠片碱化尿液或用解痉药物等方法缓解排尿不适等症状。此外,让患者多从事自己感兴趣的活动,如阅读、看电视、听音乐等,以分散患者的注意力,也有利于尿路刺激症状的缓解。

3. 用药护理

常用抗菌药物的不良反应及注意问题如下。

(1)磺胺类服用后可引起恶心、呕吐、食欲不振等消化道反应,宜饭后服用。服药后易产生尿路结晶,应多饮水,同时服用碳酸氢钠,以增强疗效,减少磺胺结晶的形成。长期用药者可并发末梢神经炎,出现肢端麻木、反射减退等。

(2)氟喹诺酮类服用后可引起轻度消化道反应、皮肤瘙痒等。

(3)氨基糖苷类抗生素对肾脏和听神经均有毒性作用,可引起耳鸣、听力下降,甚至耳聋及过敏反应等。老年人慎用。

(4)青霉素类要先行皮试及观察有无过敏反应等。头孢菌素类注意用药的选择和观察其不良反应。

4．并发症预防与护理

(1)指导患者遵医嘱积极治疗急性肾盂肾炎,防止其发展为慢性肾盂肾炎,并根据肾功能情况,积极采取保护措施。当炎症广泛损害肾实质时,可因肾缺血而出现高血压,并影响肾功能,最终发展为尿毒症。

(2)密切观察腰痛的性质、部位、程度及有无伴随症状。急性肾盂肾炎患者若高热等全身症状加重或持续不缓解且出现腰痛加剧等,应考虑可能出现肾周围脓肿、肾乳头坏死等并发症,应及时通知医生处理。

(3)定期复查尿常规和细菌培养,出现症状立即就医。

(三)心理疏导

患者因对疾病认识不足和尿频、尿急、尿痛等不适,易出现紧张、焦虑不安等情绪,应对此表示理解,照顾患者的感受,耐心向患者解释病情及预防、治疗等相关知识,对患者要关心、体贴。指导患者从事一些感兴趣的活动,如听轻音乐、阅读小说或看电视、和朋友聊天等,以分散患者对自身不适的注意力,减轻患者的焦虑感,缓解症状。消除其影响治疗的心理因素,使之积极配合治疗。

(四)健康教育

1．疾病知识教育

了解尿路感染的症状体征,出现问题及时就医。急性肾盂肾炎如果及时治疗,90%可以治愈。必须纠正尿路梗阻、畸形等易感因素,否则很难治愈,且可演变为慢性肾盂肾炎,甚至发展为慢性肾衰竭。

2．指导老年人预防疾病

保持规律生活,避免劳累,加强营养摄入,提高机体抵抗力。坚持体育运动,增加机体免疫力;多饮水、勤排尿;注意个人卫生,尤其注意会阴部及肛周皮肤的清洁,教会患者正确清洁外阴部位的方法。不穿紧身裤,局部有炎症时要及时治疗。

3．指导患者进行自我病情监测

指导患者按时、按量、按疗程服药,不要随意停药,并按医嘱定期随访。教会患者识别尿路感染的临床表现,一旦发生尽快诊治。

五、预防及康复

(1)加强卫生知识宣教,了解泌尿系统感染的基本知识,养成良好的卫生习惯,勤换内裤,勤洗外阴,使致病菌不能潜伏在外阴部位,减少疾病的发生。

(2)适当休息,避免劳累,增加机体抵抗力。

(3)加强营养摄入,饮食宜清淡易消化,给予充足的热量、蛋白质、维生素,不要摄入辛辣刺激食物;多饮水,勤排尿,每隔2~3小时排尿1次,以冲洗膀胱和尿道,防止细菌在尿路逆行及繁殖。

(4)加强体育锻炼,增强患者的身体素质和抵抗力。

(5)尽量避免留置导尿管,如必须留置导尿管,前3天给予抗生素治疗可延迟尿感的发生。

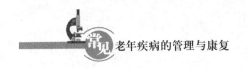

(6)消除易感因素,对有尿路结石、尿路畸形或尿液反流等情况的,应积极治疗,去除诱因,积极防治全身性疾病,如糖尿病、重症肝病等。发现有感染情况,应及早处理,不使感染扩散、恶化,合理使用抗生素,以防止菌群失调,减少泌尿系统感染复发次数。老年易感人群,若有发冷、食欲不振、腰酸、发热等症状应及时做检查,以达到早期诊断治疗的目的。

予单元二　前列腺增生的管理与康复

 案例导入

▲**患者:**男性,69 岁。

▲**现病史:**6 年前无明显诱因逐渐出现尿频,尿液增多明显,5～6 次/晚。无尿急、尿痛、肉眼血尿,未予以诊治。3 天前感冒后出现排尿困难,排尿迟缓、断续、尿细而无力、射程短、终末滴沥和排尿时间延长,排尿后常有尿不尽感。近 2 天症状逐渐加重。

▲**既往史:**体格健壮,无肾脏疾病史。否认药物过敏史。

▲**主诉:**尿频、夜尿增多 6 年,排尿困难 2 天。

▲**体格检查:**体温(T)36.5 ℃,呼吸频率(R)18 次/min,脉搏(P)83 次/min,血压(BP)131/79 mmHg。

神志清楚,发育良好,精神不振,双肺闻及呼吸音清,双肺未闻及干湿啰音,心律齐平,心率 83 次/min,腹部平软,上下输尿管区域压痛呈阳性,肋脊点、肋腰点压痛呈阳性,双肾区叩诊呈阳性,肝脾未及,肠鸣音正常,移动性浊音阴性,双下肢无水肿。

▲**B 超:**前列腺增生肥大。

▲**直肠指诊:**扪及增大的前列腺,表面光滑、质地柔韧、有弹性,中间沟消失。

▲**任务:**①针对上述资料,为该名老年患者拟订照护策略。

②为该名老年患者及其家属拟订具体的健康指导方案。

▲**任务描述:**

良性前列腺增生简称前列腺增生,又称为良性前列腺肥大,是老年男性最为常见的一种疾病之一,可造成排尿障碍。据多数国家统计,其发生的概率与年龄呈正相关,60 岁以上男性前列腺增生发病率超过 50%,80 岁时几乎达 90%。随着我国人民生活水平的提高和卫生保健工作的进步,老年人口增加,前列腺增生患者也逐渐增多。严重时可出现尿潴留,容易继发感染和结石,最终引起肾积水和肾功能损害。因此,对前列腺增生的老年患者的预防与照护工作就尤为重要。我们要了解发病因素,掌握临床表现,熟悉治疗方案和预后转归,能够为该病患者制订合理的照护方案,并能够开展预防该疾病的健康教育等。

▲**任务实施:**

①将每 5 人视为一个小组,全班开展讨论。

②以小组为单位,对老年前列腺增生的管理与康复相关知识进行自学,并对案例内容进行讨论及分析。

③各小组派出代表,将各自的自学、讨论结果进行展示。

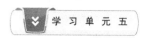

▲任务总结：

①教师对各小组讨论结果进行点评及分析。

②教师对任务描述中的相关内容进行总结。

 知识链接

前列腺增生是老年男性的常见疾病之一,是前列腺细胞增生导致泌尿系统梗阻而出现的一系列临床表现及病理生理改变,是最为常见的一种引起老年男性排尿障碍的良性疾病。

一、发病原因

(一)性激素平衡失调

老年人体内性激素平衡失调是引起前列腺肥大的重要原因,可直接导致前列腺腺体的内层部分增生。

(二)性生活过度

性生活过度使前列腺组织长期处于充血状态,40岁以后前列腺腺体即可逐渐增生并加重。

(三)饮食因素

嗜食辛辣肥甘、醇酒厚味等刺激食物,可引起前列腺淤血,纤维肌肉组织增生。

(四)其他因素

盆腔炎症、动脉粥样硬化等,可使盆腔充血,进一步引起前列腺腺体充血,日久难以恢复而发生肥大、增生。

二、临床表现

前列腺增生症的主要危害是尿道梗阻,早期因膀胱代偿,可无临床症状,随着病理过程的演进,梗阻加重,临床可表现为:①尿频,排尿次数增加,这是早期或常见的症状,之后逐渐加重,尤以夜尿次数增加为多;②排尿困难是最重要的症状,表现为患者有尿意时,不能及时排出,一般需等候片刻后逐渐用力才能排出,可进一步发展为尿线无力、射程不远、尿流变细,最终可有尿流不成线而呈点滴状等症状;③急性尿潴留,多在受寒、上呼吸道感染及憋尿过久的情况下发生,表现为患者突然不能排尿,膀胱高度膨胀而引起明显痛苦;④尿失禁,由于膀胱内大量尿液蓄积,尿液随着膀胱压力增加而自行溢出,有时夜间睡熟时,可发生遗尿。

三、治疗原则

(一)一般治疗

鼓励患者适当活动,增强体质,生活规律化;避免受凉、劳累、憋尿、大量饮酒及过度性生

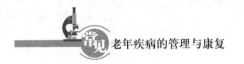

活等。

（二）抗感染治疗

有尿路感染者，表现为尿频、尿急、尿痛，可应用抗生素，如口服复方新诺明或诺氟沙星等。

（三）药物治疗

未引起明显梗阻者一般无须处理，可观察等待。梗阻较轻或不能耐受手术者可采用药物治疗。药物治疗对初期病例有一定效果，可暂缓症状，但需长期服药。

（四）针灸疗法

针灸治疗前列腺肥大也有较好疗效，取关元、气海、曲骨、三阴交穴位，强刺激，不留针。

（五）手术治疗

当临床症状逐渐加重，保守治疗无效，每况愈下，屡发急性尿潴留、肉眼血尿、泌尿系统感染，且并发结石、上尿路积水及肾功能减退时，应考虑前列腺切除术。

（六）其他疗法

其他疗法包括激光治疗，经尿道球囊高压扩张术，前列腺尿道网状支架，经尿道热疗，体外高强度聚焦超声，等等。适用于不能耐受手术的患者。

四、照护措施

（一）生活照护

1. 环境

生活规律，心情愉快，环境干净整洁。

2. 饮食

饮食规律、适量，多进食高蛋白类食物及蔬菜、水果，少食胀气、油脂类食物，戒除烟酒。避免辛辣调味品、烈性酒等刺激性食物。多食用纤维素丰富的食物，保持大便通畅，定时排便。

3. 休息

睡眠充足，适量活动，避免劳累。

（二）医学护理

1. 病情观察

监测生命体征、意识状态、尿量的变化。重点观察老年人和久病体弱者的病情变化。注意排尿困难程度及夜尿次数，有无尿潴留情况，有无血尿和尿路刺激症状，是否有定时排尿或憋尿的习惯，有无并发症、痔、脱肛等情况。

2. 对症护理

前列腺术后尿失禁者应训练定时排尿，经常进行盆底肌群锻炼，每天 2~3 次，每次 10 min 左右。这些功能性锻炼简便易行，不受条件限制，坚持 3~6 个月，患者可能自愈。长期不愈者，应当到医院进一步诊治。前列腺术后出现排尿困难，有的是膀胱颈部梗阻或疤痕形成者，可行膀胱颈部切开；但有少数出现排尿困难，可能由于括约肌逼尿功能协同失调，膀胱逼尿肌无力或残留尿液等,应到医院进一步检查,仔细寻找可能的原因,以便做相应处理。大便干燥者遵医嘱用缓泻剂或开塞露通便。

3. **用药护理**

督促患者按时服药,注意观察药物疗效和毒副作用。

4. **保持尿液排出通畅**

观察排尿情况,注意排尿次数和特点,特别是夜尿次数。为保证患者的休息,减轻焦虑的心情,可遵医嘱给予镇静安眠药物;避免急性尿潴留的发生,鼓励患者多饮水、勤排尿,多摄入粗纤维食物,不可饮酒和吃辛辣食物,以防止便秘;及时引流尿液,对残余尿量多或有尿潴留致肾功能不全者,及时留置导尿管引流尿液,改善膀胱逼尿肌和肾功能,做好留置导尿管或耻骨上膀胱造瘘患者的护理;避免膀胱内血块形成,保证足够尿量,做好膀胱冲洗护理。

5. **并发症预防及护理**

前列腺增生合并感染或结石时,可出现明显尿急、尿频、尿痛症状。增生腺体表面黏膜较大的血管破裂时,可发生不同程度的无痛性肉眼血尿。梗阻引起严重肾积水、肾功能损害时,可出现慢性肾功能不全,如食欲减退、恶心、呕吐、贫血、乏力等症状。长期排尿困难导致腹压增高,还可引起腹股沟疝、内部痔疮和脱肛等。前列腺术后,患者可出现尿频、尿失禁、出血等并发症。要注意观察患者病情,出现上述并发症,应立即就医,进行对症治疗护理。

(三)心理疏导

前列腺增生是一种症状进行性加重的疾病。尿频,特别是夜尿次数的增多将严重影响患者的休息与睡眠;排尿困难,甚至尿潴留、血尿等症状可造成患者肉体上的痛苦及较大的精神压力;留置尿管又给患者带来很大的生活不便。患者多希望能尽快得到治疗,得到更多的照顾,应帮助其解决治疗前后生理和心理的问题。应了解患者及家属对拟采取的治疗方法和治疗可能导致并发症的认知程度,患者的家庭经济承受能力等,以提供相应的心理支持。

(四)健康教育

1. **疾病知识教育**

了解前列腺增生的症状体征,出现问题及时就医。

2. **指导老年人预防疾病**

平时多饮水、勤排尿,避免因受凉、劳累、饮酒、便秘而引起急性尿潴留。可经常有意识地锻炼提肛肌,有助于尿道括约肌功能的恢复。

3. **指导患者进行自我病情监测**

注意排尿形态是否正常,排尿是否通畅、能否控制。定期进行尿液检查、肾功能检查和膀胱残余尿量检查。有下列情况应及时就诊:尿液颜色异常、尿线变细、排尿费力、尿潴留等。

五、预防及康复

(1)经常进行体育锻炼极为重要。参加体育锻炼,如跑步、打球、做操、游泳、打太极拳等,可以促进机体新陈代谢和血液循环,改善前列腺局部的血液循环,减轻前列腺的淤血;有

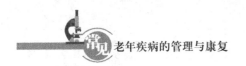

利于保护睾丸功能,延缓睾丸功能的衰退;增强机体抗病能力,减少与前列腺肥大有关的尿道炎、膀胱炎和前列腺炎的发病机会。

(2)戒除烟酒,尤其是不要长期饮酒和酗酒。

(3)多饮水,勤排尿,多摄入粗纤维食物,不吃辛辣等刺激性较强的食物,以防止便秘。

(4)预防各种感染,加强个人卫生,特别注重会阴部的清洁卫生。

(5)前列腺增生患者既往虽无明显排尿困难史,生活方面亦应注意及时排尿,避免膀胱过度充盈,同时避免疲劳、受凉,注意保暖。

(6)前列腺肥大一般在 40～50 岁开始,早期可无症状,出现症状多在 55～60 岁以后。由于本病病因不明,早期护理主要目的是使发病患者群体认识到前列腺肥大是 50 岁以上的男性常见病,了解早期临床症状,如尿频,夜尿次数增多,排尿踌躇,排尿时间延长,尿线细而无力,尿线滴沥等尿道梗阻加重表现,使患者能在出现早期症状时接受诊断和治疗。

子单元三 慢性肾衰竭的管理与康复

 案例导入

▲**患者**:男性,68 岁。

▲**现病史**:7 年前无明显诱因逐渐出现多尿症状,夜尿增多明显,5～6 次/晚。伴乏力、气短、轻度贫血,确诊为糖尿病肾病。近 1 个月上述症状加重,伴恶心、食欲不振,腹泻稀便,每日 3 次,颜面和下肢浮肿。

▲**既往史**:糖尿病 20 余年,糖尿病肾病 7 年,否认药物过敏史。

▲**主诉**:双下肢浮肿、多尿、夜尿增多 7 年,加重伴恶心、乏力、食欲不振 1 月余。

▲**体格检查**:体温(T)36.4 ℃,呼吸频率(R)19 次/min,脉搏(P)81 次/min,血压(BP)132/81 mmHg。

神志清楚,发育良好,精神不振,面色萎黄,贫血貌,双肺呼吸音清,双肺未闻及干湿啰音,心律平齐,心率 81 次/分,腹部平软,无压痛、无反跳痛及肌紧张,肝脾未及,肠鸣音正常,移动性浊音阴性,颜面和双下肢水肿。

▲**实验室检查**:肾功能(肾小球滤过率)18 mL/min,血清肌酐 587 μmmol/L。

▲**尿常规**:白细胞 1.5×10^{12}/L,HGB 60 g/L。

▲**任务**:①针对上述资料,为该名老年患者拟订照护策略。

②为该名老年患者及其家属拟订具体的健康指导方案。

▲**任务描述**:

慢性肾衰竭简称肾衰,是常见的临床综合征。慢性肾病的防治已经成为世界各国所面临的重要公共卫生问题之一,据有关发达国家统计,近 30 年来慢性肾病的患病率有上升趋势,美国成人慢性肾病的患病率已高达 10.9%,慢性肾衰竭的患病率为 7.6%。根据我国部分报道,慢性肾病的患病率约为 9%～11%。慢性肾病已成为人类生存的重要威胁之一。因此,对慢性肾衰竭的老年患者的预防和照护工作就非常重要。要做好对慢性肾衰竭老人的照护工作,了解发病因素,掌握临床表现,熟悉治疗方案和预后转归,能够为该病患者制订

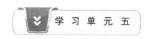

合理的照护方案,并能够开展预防该疾病的健康教育等。

▲**任务实施:**

①将每5人视为一个小组,全班开展讨论。

②以小组为单位,对老年慢性肾衰竭的管理与康复相关知识进行自学,并对案例内容进行讨论及分析。

③各小组派出代表,将各自的自学、讨论结果进行展示。

▲**任务总结:**

①教师对各小组讨论结果进行点评及分析。

②教师对任务描述中的相关内容进行总结。

 知识链接

慢性肾衰竭又称为慢性肾功能不全,是在各种肾疾病的基础上不断发展,缓慢出现肾小球滤过率下降,肾功能进行性减退,最终以代谢产物潴留,水、电解质和酸碱平衡紊乱为主要表现的一组临床综合征。

一、发病原因

(一)原发性肾疾病

原发性肾疾病包括慢性或急进性肾小球肾炎、慢性肾盂肾炎、小管间质性肾病、遗传性肾炎、肾结核、多囊肾等。

(二)继发性肾病变

继发性肾病变包括系统性红斑狼疮性肾炎、糖尿病肾病、高血压肾小动脉硬化症、痛风及各种药物和重金属所致的肾病。

(三)尿路梗阻性肾病

尿路梗阻性肾病包括尿路结石、前列腺肥大、神经源性膀胱等。

我国以慢性肾小球肾炎引起慢性肾衰竭者最为常见,其次为梗阻性肾病、糖尿病肾病、系统性红斑狼疮性肾炎、高血压肾病、多囊肾等。但有些患者起病隐匿,不能确定其明确病因。

二、分期

根据肾小球滤过功能降低的程度和临床表现,将慢性肾衰竭分为:

(一)肾功能代偿期(肾储备功能减退期)

肾小球滤过率(GFR)降低,为 $50 \sim 80$ mL/min,血清肌酐(Scr)$133 \sim 177$ μmmol/L,临床无肾衰竭的症状。

(二)肾功能失代偿期(氮质血症期)

GFR 降低至 $20 \sim 50$ mL/min 时,Scr$186 \sim 442$ μmmol/L,临床出现乏力、轻度消化道症

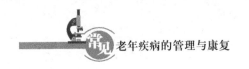

状、贫血、多尿和夜尿增多。

(三)肾功能衰竭期

此时 GFR10～20 mL/min,Scr451～707 μmmol/L,临床出现明显贫血,夜尿增多,水、电解质紊乱,并可有轻度胃肠道、心血管和中枢神经系统症状。

(四)尿毒症期

GFR＜10 mL/min,Scr≥707 μmmol/L,肾衰的临床表现和血生化异常已十分明显。

三、临床表现

目前认为慢性肾衰竭的症状和多种物质代谢失调有关。根据临床表现,常将其分为尿毒症前期(氮质血症期)和尿毒症期。

(一)尿毒症前期

患者已有明显氮质潴留,临床上除了原发疾病的表现外,常有代偿性多尿、夜尿现象,并有乏力、头痛、食欲不振等症状。

(二)尿毒症期

其临床表现根据发病机制可分为两大类。

1. 氮质代谢产物潴留产生的表现

由尿素、胍类、酚类、甲基尿素等氮质代谢产物潴留所产生的症状有以下几种。

(1)一般表现:面色苍白、晦暗、消瘦,呈营养不良状态。

(2)皮肤表现:皮肤干燥,弹性差;皮肤瘙痒,常有搔抓伤痕;色素沉着;紫癜。

(3)精神神经系统表现:早期有疲乏、头痛、记忆力减退、严重失眠、烦躁不安、感觉障碍、双足及小腿灼痛、有时肌肉痉挛;晚期精神恍惚、表情淡漠、嗜睡、惊厥,甚至昏迷,瞳孔常缩小,但在并发颅内压增高或临终前则多散大。

(4)胃肠道表现:早期以口干、厌食及便秘为多见,以后出现恶心、呕吐。尿素在肠道和口腔被细菌等分解为碳酸铵和氨,刺激黏膜而引起舌炎、口炎、腹痛、腹泻和呃逆等症状。

(5)心血管系统表现:可出现高血压、心律失常、冠心病、心肌病、心功能不全等。晚期因尿素刺激心包,可出现心前区疼痛和心包摩擦音等心包炎征象。

(6)呼吸系统表现:患者呼气有氨味。酸中毒时呼吸深而长。由于尿素等代谢产物的潴留可引起尿毒性支气管炎、肺炎和胸膜炎,而产生相应的临床症状和体征。

(7)运动系统表现:尿毒症晚期有肌病,表现为严重肌无力,以近心端肌肉受累为常见。可有举臂或起立困难,企鹅样步态等表现。患者有骨痛、自发性骨折、关节炎和关节周围炎,以及肌腱断裂等改变。肾性骨营养不良极其常见,包括肾性佝偻病、肾性骨软化症、骨质疏松和骨硬化等。

2. 水、电解质和酸碱平衡失调的表现

(1)水代谢紊乱:代偿性利尿或呕吐、腹泻等常引起失水,严重时使肾血流量减少,肾小球滤过率降低而尿量减少,甚至尿闭。这时可加剧氮质潴留而使尿毒症恶化。此外,由于肾脏对水的调节功能减退,如静脉补液过量常可引起水肿,严重时可出现肺水肿和脑水肿的症状。

（2）钠、氯代谢紊乱：呕吐、腹泻、进食低盐饮食和肾小管对钠重吸收减少等均可引起血钠降低。钠的丢失常伴有氯的丧失，从而导致低钠血症，表现为疲乏、厌食、恶心、呕吐、表情淡漠、惊厥、昏迷等。

（3）钾代谢紊乱：多尿期可发生低钾血症，有呕吐、腹泻或钾摄入不足时更易发生。疾病的晚期，组织破坏释放的钾进入血液，酸中毒时，钾离子自细胞内向细胞外转移；少尿时肾排钾功能减退等，这些常导致高钾血症。高钾血症时有嗜睡、心动过缓、心律不齐等表现，并有随时引起心脏停搏的危险，应提高警惕。

（4）钙、磷、镁代谢紊乱：肾功能不全时尿磷排出减少，使血磷升高。过多的磷元素和钙元素结合成磷酸钙，同时因分解代谢增强产生大量硫酸根，其与钙元素结合从肠道排出，导致肠道对钙元素的吸收能力减少，而使血钙含量降低。甲状旁腺受低钙血症和高磷血症的刺激，发生继发性功能亢进，常引起骨质脱钙，进而出现骨骼疼痛。但是，由低钙血症引起的抽搐却不常见，这是由于酸中毒导致血浆中钙的离子化比例较高，游离钙的浓度可能接近正常水平。但是，如果在纠正酸中毒的同时不注意补充钙剂，则常出现手足抽搐或肌肉痉挛。肾功能不全晚期，由于酸中毒和组织破坏，镁元素由细胞内逸出，而肾脏排镁功能又低下，易导致高镁血症，严重时可引起神经系统的抑制现象。

（5）代谢性酸中毒：肾功能不全时，酸性代谢产物和氢元素不易排出体外，肾小管上皮细胞泌氨能力减少，钠和碳酸氢根离子重吸收障碍，会引起代谢性酸中毒。临床表现除恶心、呕吐、嗜睡外，亦有呼吸深而长，血浆二氧化碳结合力明显降低等。

此外，慢性肾功能不全患者的机体抵抗力降低，容易并发肺部、泌尿系统等感染，继而出现急性感染的临床表现，使病情加重。

（6）蛋白质、碳水化合物、脂肪代谢紊乱：在明显慢性肾衰竭患者中，氮质平衡常呈负平衡。许多尿毒症患者血液中必需氨基酸水平较低，某些非必需氨基酸水平则偏高。空腹血糖正常或偏低，但糖耐量常有减退，组织对胰岛素的敏感性降低，但血浆胰岛素水平往往不低，不少情况反而过高。在肾功能毁坏到晚期，不少曾有过高血糖的患者血糖反而下降，这可能是因为胰岛素在肾脏被降解减少之故。血三酰甘油水平在明显慢性肾衰时常升高，极低密度脂蛋白也增多。

（7）免疫功能障碍：大多数尿毒症患者外周血淋巴细胞数目减少，体外淋巴细胞对各种刺激，例如自主神经激素反应下降。多种淋巴细胞亚型分布和功能变化，B淋巴细胞系统对刺激反应差，常有免疫球蛋白产生不足等症状。因此，患者机体抵抗力降低，易并发肺部、泌尿系统感染。

四、治疗原则

慢性肾衰竭虽然是肾病变的晚期表现，但经过适当治疗，特别是近年开展透析疗法与肾移植以来，预后大为改观，患者的生命得以延长。

1. 病因治疗

针对引起尿毒症的病因和诱发因素进行相应处理，如预防和控制感染，给予足够的水分和必要的电解质，解除尿路梗阻，等等。在选用抗菌药物控制感染时，应尽量避免使用具有肾毒性的药物，如磺胺类药物、链霉素、新霉素、庆大霉素、头孢菌素等。如果病情确实需要，

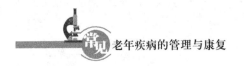

一般须根据肾损害程度减少用药剂量或延长用药间隔时间。

2．维持氮平衡，减少氮质血症

(1)饮食:采用低蛋白但质量高含足够热量的饮食。每天蛋白质摄入量应少于35g,最好能根据肌酐清除率来确定。肌酐清除率小于5 mL/min者,每天蛋白质摄入量控制在18～20 g;在5～10 mL/min者,每天摄入20～25 g;大于10 mL/min者,每天摄入25～35 g。高质量蛋白质是指必需氨基酸含量与比例最接近人体需要的蛋白质。以乳类为主,辅以肉类、鱼类,主食最好采用麦淀粉,尽量少用米面食,以减少非必需氨基酸的摄入。每日热量要足够,一般每天1463 kJ,不足时由碳水化合物来补充,以减少组织蛋白分解。

(2)增加蛋白质合成:可隔日或每周2次使用肌内蛋白质同化激素,如丙酸睾酮等。

(3)促进非蛋白氮排泄:补足血容量,适当应用利尿剂。少尿或无尿患者,可用大剂量呋塞米静脉注射,利尿效果如不显著且病情危急,可采用透析疗法,以减轻氮质血症。

3．纠正水、电解质和酸碱平衡失调

(1)水的平衡:饮水量一般不予限制。在有明显失水时,若无严重高血压和心功能不全,可静脉滴注5％的葡萄糖盐水和10％葡萄糖液,补给量依失水程度而定,一般1次1000～2000 mL。有严重高血压、显著水肿、心功能不全或少尿者,应适当限制水分,以免发生肺水肿和脑水肿。

(2)电解质平衡:

①钠和氯:食盐摄入量按有无水肿和尿量多少而定,一般患者可不限制。当有尿少、尿闭、显著浮肿、严重高血压、心功能不全时,则采用少盐或无盐饮食。低钠血症可使血容量降低、血压下降,甚至导致休克,从而使肾功能不全进一步恶化,加剧尿毒症,应及时给予纠正。一般可根据钠、氯及水丢失情况,给予生理盐水或乳酸钠。

②钾:低钾血症时,可口服枸橼酸钾或碳酸氢钾,必要时可静脉注射氯化钾。

③钙和磷:口服氢氧化铝凝胶20～30 mL,每日4次,可降低肠道对磷元素的吸收,而增加钙元素的吸收。可同时口服乳酸钙1～2 g,每日3次。在用碱剂纠正酸中毒时,应同时静脉注射10％葡萄糖酸钙10～20 mL,以防止发生手足抽搐症。给予维生素D_3肌内注射,每隔2周1次,可减少骨骼脱钙。

(3)纠正代谢性酸中毒:轻者口服碳酸氢钠1～2 g,每日3次。血浆二氧化碳结合力低于35 mmol/L,且有酸中毒症状时,一次可静脉滴注5％碳酸氢钠100～300 mL或1.8％乳酸钠300～500 mL。由于肾脏排泄功能不良,碱性药物的应用不能过量,以免引起心功能不全和代谢性碱中毒。

4．对症处理

(1)消化系统症状:恶心、呕吐可用甲氧氯普胺、异丙嗪及中药和胃降逆方剂治疗;呃逆可用阿托品或针刺疗法;腹泻显著者可用复方樟脑酊控制;有继发感染时可用小檗碱等抗菌药物。

(2)神经系统症状:烦躁、失眠、惊厥等可用对肾脏无损害的镇静剂,如地西泮、水合氯醛、氯丙嗪等;昏迷、谵妄等可选用中药至宝丹、苏合香丸、牛黄清心丸等。

(3)循环系统症状:血压过高者应适当予以控制,但不宜将血压降低至正常水平或以下,以免肾脏血流量剧烈下降而加重肾功能不全。降压药联合应用2～3种。心功能不全时可

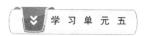

选用洋地黄纠正,但用量宜小,约为一般用量的 $1/2 \sim 2/3$ 剂量。

(4)造血系统症状:贫血用氯化钴肠溶片或丙酸睾酮肌内注射,可使某些患者获得改善,严重贫血者可少量多次输送新鲜红细胞。出血可采用止血剂,如酚磺乙胺、三七等,但效果多不理想;严重者输送新鲜血。

5. 透析疗法

尿毒症患者经保守治疗无改善,有高血容量心力衰竭、高钾血症或酸中毒不易纠正者,应予以透析疗法,包括血液透析、腹膜透析、结肠透析等。

6. 肾脏移植

将异体肾脏移植于慢性肾功能不全患者体内,近年来已有很大进展。肾脏来源包括尸体肾脏、亲属活体肾、非亲属肾及同卵孪生肾等。国内外已较广泛地开展肾移植工作,并已取得显著疗效。

五、照护措施

(一)生活照护

1. 环境管理

保持居室空气清洁,经常开窗通风,但避免对流风。

2. 饮食管理

平衡膳食,维持营养。提供整洁、舒适的进食环境,适当增加活动量,少量多餐,提供色香味俱全的食物,加强口腔管理,增进其食欲。强调合理饮食对治疗慢性肾衰竭的重要性,指导患者严格遵从慢性肾衰竭的饮食原则,尤其是蛋白质和水钠限制,强调保证足够热量供给的重要性,教会其选择适合自己病情的食物品种和数量。有高钾血症时,应限制钾元素含量高的食物。营养不良患者补充必需氨基酸。指导患者准确记录每天的尿量和体重,并根据病情合理控制水钠摄入,维持出入液体平衡。

3. 休息管理

慢性肾衰竭患者应卧床休息,避免过度劳累。休息与活动的量视病情而定。

(1)病情较重或心力衰竭者,应绝对卧床休息,并为其提供安静的休息环境,协助患者做好各项生活护理。

(2)对于能起床活动的患者,则应鼓励其适当活动,如室内散步、在力所能及的情况下自理生活等,但应规避劳累和受凉,活动时要有专人陪伴,以不出现心慌、气喘、疲乏为宜。一旦有不适症状,应暂停活动,卧床休息。

(3)贫血严重者应卧床休息。告诉患者坐起、下床时动作宜缓慢,以免发生头晕。有出血倾向者活动时应注意安全,避免皮肤黏膜受损。

(4)对于长期卧床患者,应指导或帮助其进行适当的床上活动,如按摩四肢肌肉、屈伸肢体等,指导其家属定时为患者进行被动的肢体活动,避免发生静脉血栓或肌肉萎缩。

(二)医学护理

1. 病情观察

监测生命体征、意识状态、尿量的变化。重点观察老年人和久病体弱者的病情变化。监测反映机体营养状况的指标是否改善,如血浆清蛋白。监测液体出入量,水、电解质、酸碱情况,监测肾功能。

2．对症护理

(1)对营养失调的患者,要加强饮食护理,给予适量蛋白质,足够的热量,给予必需氨基酸,同时改善患者食欲,加强口腔护理。

(2)如出现水、电解质、酸碱平衡失调应积极进行纠正。

(3)皮肤的护理:避免皮肤过于干燥,应以温和的肥皂水和沐浴液进行皮肤清洁,清洗后涂上润肤剂,以避免皮肤瘙痒。指导患者修剪指甲,以防止皮肤瘙痒时抓破皮肤,造成感染,按医嘱给予抗组胺类药物和止痒剂,如炉甘石洗剂等。

(4)水肿的处理:如患者有水肿,应指导患者抬高水肿部位,且每隔 2 小时变更 1 次体位。

3．用药护理

积极纠正患者的贫血,遵医嘱用促红细胞生成素,观察用药后反应,如是否出现头痛、高血压、癫痫发作等,定期检查血红蛋白和血细胞比容等。遵医嘱用降压药、强心药等。合并感染者遵医嘱合理使用对肾脏无毒性或毒性低的抗菌药物,并观察药物的疗效和不良反应。

4．并发症预防和护理

可能的并发症包括上消化道出血、心力衰竭、肾性骨病、尿毒症肺炎等。严密观察病情变化,出现上述并发症及时就医,遵医嘱治疗,加强护理。

(三)心理管理

慢性肾衰竭的患者预后不佳,治疗费用又较为高昂,尤其是需要进行长期透析或做肾移植手术时,患者及其家属心理压力较大,会出现各种情绪反应,如抑郁、恐惧、绝望等。护理人员应细心观察以便及时了解患者及其家属的心理变化。评估患者的社会支持情况,包括家庭经济情况、家庭成员对该病的认识和态度、患者的工作单位所能提供的支持等。另外,也应对患者居住地段的社区保健情况进行评估。

(四)健康宣教

1．疾病知识教育

向患者和家属讲解慢性肾衰竭的基本知识,使其了解本病虽然预后较差,但只要坚持积极治疗,消除或避免加重病情的各种因素,仍可以延缓病情进展,提高生存质量。指导家属参与患者的护理,给患者以情感支持,使患者保持稳定积极的情绪状态。

2．指导老年人预防疾病

指导患者根据病情适当活动,但要避免劳累和重体力活动。严格遵从饮食治疗原则,强调在足够热量供给的前提下,保证蛋白质的合理摄入,并注意水钠的限制。有高钾血症时,应限制含钾元素高的食物。注意个人卫生,保持口腔、皮肤和会阴部的清洁。做好防寒保暖工作,以免受凉,尽量避免去公共场所,预防感染,做好体温监测,及时发现感染征象并及时就诊。遵医嘱用药,避免使用有肾毒性的药物,不可自行用药。向患者解释有计划地使用血管以及尽量保护前臂、肘部的大静脉对于以后进行血液透析治疗的重要性,以使患者理解并配合治疗。已行血液透析者应指导其保护好动静脉瘘管,腹膜透析者应保护好腹膜透析

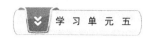

管道。

3. 指导患者进行自我病情监测

指导患者每日准确记录尿量和体重,并根据病情合理控制水钠摄入。指导患者自我监测血压,每天在不同情况下测量,血压控制在 150/90 mmHg 以下为宜。定期复查肾功能、血清电解质、血红蛋白、血细胞比容等,监测尿量和体重变化。

六、预防及康复

(1)慢性肾衰竭患者,除及时治疗外,要减轻工作量,避免受冻、受湿、过劳和感冒,防止病情加重。

(2)要加强护理,注意口腔、皮肤、会阴部的清洁,防止继发感染事件的发生。

(3)在饮食方面,对于氮质血症和尿毒症患者应给予低蛋白饮食,且蛋白质要以含有人体必需氨基酸的动物蛋白为主,植物蛋白应减至最低量。食物要易消化和有充足的维生素,氮质血症期食欲好的患者,热量不应少于 35 kcal/kg,但到尿毒症期饮食摄入量只能视患者食欲而定。

(4)饮水量要根据具体情况来定,如尿不少、水肿不明显,一般不限制。有脱水者,就须及时补液。血压高者,应限制钠盐的摄入。

(5)积极治疗原发病,防止其发展为肾衰竭和尿毒症,这是最有效的预防方法。对早期肾衰竭患者要及早发现,并采取有效治疗,特别是中西医结合治疗,使其停止发展,这是今后努力的方向。

(6)预防感染:根据病情和活动耐力进行适当的活动,以增强机体的抵抗力,但须避免劳累,做好防寒保暖工作。注意个人卫生,注意室内空气清洁,经常开窗通风,但避免对流风。避免与呼吸道感染者接触,尽量避免去公共场所。指导患者监测体温变化,及时发现感染征象并及时纠正。

(7)避免应用对肾脏有损害的药物,尤其是氨基糖苷类抗生素。

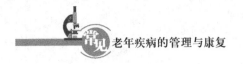

◆学习单元六　神经系统常见病的管理与康复

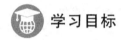

学习目标

◎知识目标：

①熟悉老年神经系统常见病的病因、临床表现、并发症。

②掌握老年神经系统常见病的预防与照护保健知识。

③了解老年神经系统常见病的治疗原则，能够正确指导患病老年人用药。

◎能力目标：

①能够做好预防老年神经系统常见病的工作。

②能够对患有神经系统疾病的老年人拟订合理的照护策略。

③能够根据病情选择合理的护理技术并正确实施。

④能够对老年人进行神经系统常见病的健康教育。

⑤具有关爱、尊重患病老人的职业素养和团队协作精神。

➡总　述⬅

　　神经系统是人体重要的调节系统。它调节全身各个器官的活动和生理过程，维持它们之间的协调，使机体成为一个完全的统一体。神经系统由周围神经系统和中枢神经系统两大部分组成，前者由脑神经和脊神经组成，主管传递神经冲动，后者由脑、脊髓组成，主管分析综合体内、体外环境传来的信息。按照功能的不同，神经系统又可分为躯体神经系统和自主神经系统，前者主要功能是调整人体以适应外界环境变化，后者具有稳定内环境的功能。

　　神经系统疾病是指神经系统和骨骼肌由血管性病变、感染、变性、肿瘤、外伤、中毒、免疫障碍、遗传因素、先天性发育异常、营养缺陷和代谢障碍等所致的疾病。其常见症状包括意识障碍、失语症、失用症、失认症、智能障碍、遗忘综合征、视觉障碍、眼球运动障碍、面肌瘫痪、听觉障碍、眩晕、延髓麻痹、癫痫发作、躯体感觉障碍、瘫痪、肌肉萎缩、步态异常、不自主运动和共济失调等。检查包括神经系统检查、CT、MRI、脑脊液、脑电图、肌电图等。治疗除了对症、病因治疗外，功能康复锻炼也非常重要，有利于老年人恢复生活自理能力。

　　神经系统的老化是导致机体衰老的重要因素。神经系统疾病近年来逐年增多，尤其是老年患者明显增多，不仅严重影响老年人的生活质量，而且占用了大量的公共卫生资源。

子单元一　急性脑血管病的管理与康复

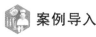

案例导入

▲**患者**：男性，69 岁。

▲**现病史**：1 天前生气后出现头晕、轻度头痛、恶心等症状，无呕吐，在家中自测血压 180/100 mmHg，自服"硝苯地平片"后明显好转，晨起后发现左侧肢体活动障碍，伴有言语欠流利，口角流涎、饮水呛咳，无意识障碍。

▲**既往史**：高血压病史 18 年，血压最高达 200/110 mmHg，间断口服"硝苯地平片"降压治疗，血压控制不平稳。平常性情急躁，吸烟史 30 年，每日 1 包烟；饮酒史 30 年，每日 3 两白酒。否认药物过敏史。

▲**主诉**：头晕，轻度头痛，恶心 1 天，左侧肢体活动障碍 2 h。

▲**体格检查**：体温（T）36.5 ℃，呼吸频率（R）19 次/min，脉搏（P）78 次/min，血压（BP）178/87 mmHg。

神志清楚，发育良好，精神不振，言语欠流利，伸舌右偏，左侧鼻唇沟变浅，颈部平软，无抵抗，双肺呼吸音清，双肺未闻及干湿啰音，心律平齐，心率 78 次/min，腹部平软，无压痛，肝脾未及，肠鸣音正常，移动性浊音阴性，双下肢无水肿。左侧肢体肌力 3 级，肌张力正常，深浅感觉正常，左侧巴氏征阳性。

▲**头部 CT**：右侧基底节区片状低密度灶，大小约 2.5 cm×1.6 cm，边界模糊，CT 值 25.4 Hz。

▲**任务**：①针对上述资料，为该名老年患者拟订照护策略。

②为该名老年患者及其家属拟订具体的健康指导方案。

▲**任务描述**：

脑血管疾病是神经系统常见病和多发病，死亡率约占所有疾病的 10%，是目前导致人类死亡的三大疾病之一，50%～70% 的存活者遗留瘫痪、失语等严重残疾。其发病率、患病率和死亡率随着年龄增长而增加，45 岁以后增加明显，65 岁以上人群增长更为显著，75 岁以上年龄组发病率是 45～54 岁年龄组的 5～8 倍。在我国，脑血管疾病已成为严重危害中老年人生命与健康的主要公共卫生问题，同时，还成为重要的严重致残疾病。因此，脑血管疾病的预防及照护工作非常重要。要做好对脑血管疾病老人的照护工作，需要了解发病因素，掌握临床表现，熟悉治疗方案和预后转归，为该病患者制订合理的照护方案和功能康复锻炼方案，并能够开展预防该疾病的健康教育等。

▲**任务实施**：

①将每 5 人视为一个小组，全班开展讨论。

②以小组为单位，对老年脑血管疾病的管理与康复相关知识进行自学，并对案例内容进行讨论及分析。

③各小组派出代表，将各自的自学、讨论结果进行展示。

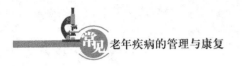
▲任务总结：
①教师对各小组讨论结果进行点评及分析。
②教师对任务描述中的相关内容进行总结。

知识链接

　　脑血管疾病是各种血管源性脑病变引起的脑功能障碍。根据神经功能缺失持续时间，不足 24 h 的称为短暂性脑缺血发作，超过 24 h 者称为脑卒中；根据病情严重程度分为小卒中、大卒中和静息性卒中；根据病理性质可分为缺血性卒中和出血性卒中，前者包括脑血栓形成和脑栓塞，后者包括脑出血和蛛网膜下腔出血。

一、发病原因

　　学界对脑血管病的病因已进行了多年研究，但仍未完全阐明。近代流行病调查研究证明，一些因素与脑血管病的发生有着密切关系。

　　(1)脑血管病的发病率常随着年龄的增长而升高。在 55～75 岁年龄组中，发病率增高更为明显，说明年龄增长是脑血管病的一种不可干预的危险因素。但蛛网膜下腔出血发病率随着年龄增长并无显著提高。

　　(2)目前大多数观点认为脑血管病属于多基因遗传，其遗传度受环境等各种因素的影响较大。有研究显示，父母有脑血管病史的患者死于脑血管病的概率比对照组高 4 倍。

　　(3)高血压是最重要的独立的脑血管病危险因素。不论何种脑血管病，血压与脑血管病的发生均呈正相关关系。无论收缩压还是舒张压增高，均可增加发生脑出血和脑卒中的危险性。早期治疗高血压可明显降低脑血管病的发病率。

　　(4)血清胆固醇水平升高与冠心病的发病率有关，高胆固醇血症与动脉粥样硬化的发生密切相关。近年来，研究者认为低密度脂蛋白胆固醇增高和高密度脂蛋白胆固醇降低可能与脑血管病的发生有关。也有研究认为，脂蛋白是缺血性卒中，特别是青年人脑卒中的一个独立遗传危险因素。

　　(5)心脏病是公认的脑血管病重要危险因素。许多研究已证实心脏病可增加发生脑血管病的危险性，包括冠心病、风湿性心脏病、心脏黏液瘤等各种心脏病。

　　(6)糖尿病患者发生脑血管病的危险性比血糖正常的同龄人约高 1 倍。

　　(7)吸烟对人体动脉危害较大，烟草中的尼古丁会刺激交感神经，可使血管收缩、血压升高，吸烟量增加可使高血压和动脉硬化进一步恶化，脑血流量降低。

　　(8)酗酒或慢性酒精中毒是脑血管病的危险因素。大量饮酒可增加发生出血性脑卒中的危险，但是研究表明少量饮酒对预防缺血性卒中有一定效果(一般常规饮酒量均大于这个少量的标准)。

　　(9)饮食因素主要指摄取食盐和动物脂肪量。摄盐量、食肉量偏多者，与脑血管病的发生呈一定的正相关性。

二、临床表现

(一)短暂性脑缺血发作

短暂性脑缺血发作是指伴有局部症状的短暂的脑循环障碍。症状发生快,消失也快。发作突然,常在 1 min 内可达高峰,一般持续时间不超过 15 min,个别可达 24 h,容易反复发作。

颈部动脉系统短暂性脑缺血发作通常持续时间短,发作频率低,较多进展为脑卒中。表现为对侧单肢无力或轻度偏瘫,可伴有对侧面部轻度瘫痪,特征性症状包括眼动脉交叉瘫、Horner 综合征交叉瘫和失语症。椎基底动脉系统短暂性脑缺血发作持续时间长,发作频率高,进展至脑卒中的机会少。最常见为眩晕、平衡障碍,大多数不伴有耳鸣,少数伴有耳鸣,特征性症状包括跌倒发作和短暂性全面性遗忘症。

(二)脑血栓形成

脑血栓形成多发生于有高血压、动脉粥样硬化的老年人身上,症状和体征的发展稍慢,常在数分钟至数小时或 1～2 日达到高峰,不少患者在睡眠中发病,清晨醒来发现偏瘫或失语等。病前科有短暂性脑缺血发作史,起病时可有轻度头痛、头晕、肢体麻木等症状,严重时表现为头痛、恶心、呕吐等,局灶性体征多在发病后 10 余个小时或 1～2 日达到高峰,患者意识清楚或有轻度的意识障碍。发病后,一般几天内病情逐渐稳定。3 周后由于脑水肿消退和侧支血管建立,脑部供血改善,病情即有所减轻。少数患者可因病灶范围扩大、脑水肿加重而使病情逐渐恶化。神经系统体征取决于受累血管,可出现不同程度的偏瘫、失语、感觉障碍等。如果累及颈内动脉则出现眼交叉性偏瘫。大脑前动脉血栓表现为下肢瘫痪比上肢重;大脑中动脉血栓出现对侧偏瘫,偏身感觉障碍和同向偏盲;优势半球病变时失语。如椎—基底动脉系统血栓形成,则脑干和小脑受累,出现交叉性瘫痪和感觉障碍,多数脑神经麻痹和共济失调。脑脊液检查正常,可有少量红细胞。头部 CT 检查:阻塞血管分布区出现吸收值降低的低密度区。通常在发病后的 24～48 h 出现。

(三)脑出血

脑出血好发于 50～70 岁的高血压患者身上,大多数患者病情严重,预后差,死亡率高。高血压和动脉硬化是脑出血最常见的原因。

1. 症状和体征

脑出血是指脑实质内的出血,80％发生于大脑半球,20％发生于脑干。该病起病急骤,患者突然感到头晕、头痛、呕吐,出现言语不清、跌倒等。重者合并胃肠道出血,呕吐物为咖啡色,继之意识逐渐模糊,甚至昏迷,大小便失禁,血压升高出现脑疝死亡。由于出血部位、范围、机体反应及全身情况不同,出现体征亦可不同。内囊部位出血主要表现为对侧中枢性偏瘫、对侧肢体偏瘫、鼻唇沟变浅,伸舌时舌偏向病灶对侧,偏身感觉障碍和同向偏盲的"三偏"症状,同时发病急,昏迷快。外囊部位出血量小,患者意识清楚,表现为中枢性面瘫、舌瘫、对侧偏瘫和感觉障碍。丘脑出血常见对侧严重深浅感觉缺失、嗜睡和尿失禁。脑桥出血时患者深度昏迷,中枢性高热,针尖样瞳孔,四肢瘫痪,死亡率极高。小脑出血常突然起病,有严重眩晕和频繁呕吐、瞳孔缩小、步态不稳,无明显瘫痪,可有眼球震颤、共济失调,病情发

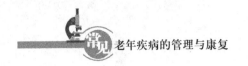

展迅速,可出现昏迷,如不及时救治,死亡率极高。

2．辅助检查

(1)血常规:白细胞和中性粒细胞增高。

(2)脑脊液:血性脑脊液,并有蛋白增高,糖分和氧化物正常。

(3)CT扫描:发病初期显示边界清楚均匀高密度区。

三、治疗原则

(一)病因治疗

对查明病因者,如糖尿病、高脂血症、高血压、颈椎病、血液高凝状态等,针对病因进行治疗。

(二)改善微循环

对缺血性脑卒中的治疗可用低分子右旋糖酐、川芎、黏多糖制剂等药物来改善微循环、增加血容量、降低血液黏稠度和防止红细胞及血小板的聚集。也可用尼莫地平等扩血管药物。近年来,光量子疗法及低能量氦—氖激光血管内照射疗法已普遍应用于脑血管病的治疗。

(三)溶栓、降纤、抗凝治疗

缺血性卒中早期(1～6 h以内)可用链激酶、尿激酶、组织型纤溶酶原激活剂等进行溶栓治疗。急性期(发病48 h内)可用肝素、低分子肝素进行抗凝治疗。

(四)控制血压

(1)缺血性脑卒中患者血压小于220/110 mmHg时不需要降压。当舒张压在110～120 mmHg时口服硝苯地平10 mg,舒张压大于120 mmHg或收缩压大于220 mmHg时,可以硝酸甘油10 mg口服或10 mg静脉滴入。

(2)以往认为降血压是预防脑出血患者继续出血的关键,现认为脑出血常伴有颅内高压,此时必须维持有效脑灌流,过分降压可能减少脑灌流,加重脑水肿,故应着重降低颅内压。根据患者年龄、病前有无高血压、病后血压情况、是否保证有效脑灌流等确定最适合的血压水平。一般来说,舒张压大于120 mmHg或收缩压大于200 mmHg时应做出处理。

(五)控制脑水肿

急性期特别重危患者,如已昏迷应积极抢救,主要是控制脑水肿,调整血压。给予20%甘露醇、地塞米松等静脉滴注可降低颅内血压,防止脑疝发生。这是脑出血急性期处理的一个重要环节。

(六)预防各种并发症的发生,促进脑神经功能的恢复

对脑卒中后的偏瘫、失语、吞咽困难等不同程度神经功能障碍要积极进行康复治疗。如针灸、高压氧治疗、按摩、功能训练等,同时要防治肺部、尿路感染及褥疮等各种并发症的发生。

(七)手术治疗

手术治疗已成功地应用于急性脑出血患者。凡证实出血后血肿靠近大脑半球外侧及小

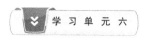

脑部位而生命体征尚好,无严重心、肺、肝、肾功能障碍者,应积极选择手术方案。

四、照护措施

(一)生活护理

1. 环境管理

为患者提供一个安静、安全、舒适的休息环境,避免各种刺激。

2. 饮食管理

患者饮食宜清淡,可多食用蔬菜、水果,适量食用蛋类和瘦肉等蛋白质含量较高的食物,以增强体质,利于病情好转。患者饮食切忌油腻、辛辣,忌食过咸或过甜的食物,禁饮酒和吸烟,不可食用鸡肉、羊肉等。昏迷或有吞咽障碍者,应遵医嘱胃管鼻饲。

3. 休息

脑出血急性期患者应绝对卧床休息 2～4 周,抬高床头 15°～30°,以减轻脑水肿;谵妄、躁动患者加保护性床栏,必要时给予约束带适当约束,各种治疗护理操作应集中进行。脑血栓患者急性发作时应卧床休息,注意枕头不宜过高,以免影响头部的血液供应,仰头或头部转动时应缓慢、轻柔,转动幅度不要太大。应避免重体力劳动。恢复期应合理休息和娱乐,改变不良生活方式,适当运动(如慢跑、散步等。根据自身身体情况每天运动 30 min 左右)。

(二)医学护理

1. 病情观察

短暂性脑缺血频繁发作患者应注意观察和记录每次发作的持续时间、间隔时间和伴随症状,观察患者肢体无力或麻木是减轻还是加重,有无头痛、头晕或其他脑功能受损的意识障碍及意识障碍类型,观察瞳孔大小和反射、视野、眼球运动等是否正常,观察肢体有无活动障碍和感觉缺失,观察步态、肌肉、关节和皮肤等有无异常。

2. 对症处理

加强对患者的生活护理,加强对患者的晨间、晚间护理工作,即保持患者清洁、卫生、整洁,保护患者肢体和皮肤,严防褥疮发生。患者手足等关节应放置于功能位,各关节受压部位须放置棉垫或橡胶气垫,定时给患者变换体位及按摩皮肤,但动作要轻柔,发病 48 h 以内只能小范围移动肩部和臀部,切忌因翻身而牵动头部。当翻身侧卧时,应在患者背部垫上枕头或橡胶气垫,支持患侧肢体,以防止关节强直。高热患者应给予物理降温和氧气吸入,以减轻脑缺氧,增加血氧含量。

卧床患者常伴有便秘,尿潴留或尿失禁情况,所以,保持患者大小便通畅是很有必要的,可给予小剂量缓泻剂,如用番泻叶泡水喝,或在肛门内塞入肥皂头、开塞露等进行简易通便。便秘易引起患者烦躁不安,甚至再度出血。

3. 用药护理

指导患者遵医嘱用药,不能随意更改、终止或自行购药服用。告知患者药物的药理机制、不良反应和用药须知。如果使用溶栓药物应严格把握药物剂量,肝素抗凝治疗时可出现皮肤出血点和青紫斑,个别患者甚至可诱发消化道出血,应密切观察患者有无出血倾向;使用阿司匹林、氯吡格雷或奥扎格雷等抗血小板聚集剂治疗时,可出现食欲不振、皮疹或白细

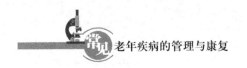

胞减少等不良反应;使用扩血管药物要缓慢静脉滴入,可导致患者头痛、颜面发红、血压下降;使用低分子右旋糖酐改善微循环时,可出现发热、皮疹甚至过敏性休克,发现异常情况应及时报告医生处理。

4. 并发症预防和护理

急性期患者另一主要护理任务是观察病情和预防并发症。首先是判断脑出血患者有无继续出血,其主要观察征象是意识、瞳孔、血压、脉搏、呼吸等的变化,若患者血压升高、呼吸不规则、脉搏缓慢、瞳孔先缩小后散大,多表明出血未停止,应及时通报医生处理。若患者出现头痛剧烈、烦躁不安、呕吐频繁、嗜睡、双侧瞳孔大小不等,或血压急剧升高,脉搏缓慢,颈部强硬或出现一侧瞳孔扩大,表明出现脑疝症状,应迅速通知医生急救。

脑卒中后常见病发症有肩关节半脱位、足下垂、肩手综合征等。其原因是没能尽早采取正确的康复措施。因此,只要尽早采取正确的疗法,这些病发症是完全可以避免的。留有后遗症的脑卒中患者,应继续进行维持性康复锻炼,尽可能回归社会。家庭应给予支持,应改造家庭环境,为患者创建无障碍通道和保护措施,如门槛和台阶改成坡道,蹲便器改成坐便器,厕所加扶手等。

5. 院前急救

对已发生脑血管病患者的护理原则是积极抢救生命,降低死亡率。

(1)保持安静:患者发生脑出血后,不要慌张,要让患者躺在原处不动,如无意识障碍,要安慰患者,使其身心保持安静。脑出血者应尽可能让头部抬高 $15°\sim30°$,这样可使脑血流量减少,颅内压降低,切忌去枕平卧。减少刺激,严禁摇动患者。

(2)保持呼吸道通畅:头偏向一侧,解开衣扣、领带,取下义齿。及时清除呕吐物和分泌物,防止堵塞气道影响呼吸甚至出现窒息。

(3)禁食,防止呕吐及应激性溃疡出现。

(4)观察血压,必要时使用脱水剂降低颅内压。

(5)头部放置冰袋,降低耗氧量以提高脑细胞耐受性。

(6)就近就医,不宜长途运送,减少颠簸,搬动时同时抬头、肩部及全身。

(三)心理疏导

1. 掌握心理状态

脑卒中后由于运动和言语功能的突然障碍,老年患者容易出现激动、烦躁或伤感、猜疑、孤僻、抑郁、自卑等情绪,常以自我为中心,对他人要求更为严格,当想到自己将长期卧床成为别人"累赘"时,常会引起情绪异常。因此,护理人员要以高度责任心,晓之以理,动之以情,不急躁,不厌烦,态度和蔼有礼貌,精心照料,治疗操作时动作要轻柔、准确,增加患者对护理人员的亲切感和安全感,使之配合治疗和护理。

2. 增强信心

突然的功能障碍和心理创伤,都需要患者有坚强的毅力来承受。而后期的康复阶段漫长难忍,应鼓励患者发挥潜在力量,变悲观失望为主观努力,以坚强的信念、积极愉快的情绪接受康复治疗和锻炼,面对现实,树立新的生活目标。

（四）健康宣教

1. 疾病知识教育

指导患者和家属了解脑血管病的基本病因、主要危险因素和危害,告知本病的早期症状和就诊时机,使其掌握本病的康复治疗知识与自我护理方法,帮助分析和消除不利于疾病康复的因素,落实康复计划。偏瘫康复和语言康复都需要较长的时间,应鼓励患者树立信心,克服急于求成的心理,循序渐进,坚持锻炼。康复过程中应经常与康复治疗师联系,以便及时调整训练方案。家属应关心体贴患者,给予精神支持和生活照顾,但要避免使患者养成依赖心理,应鼓励和监督患者坚持锻炼,增强其自我照顾的能力。

2. 指导老年人预防疾病

老年人应定期体检,了解自己的心脏功能、血糖、血脂水平和血压高低。尤其有高血压病史者应经常测量血压,了解治疗效果;糖尿病患者则应监测血糖变化。积极治疗相关疾病,如高血压、动脉硬化、心脏病、糖尿病、高脂血症和肥胖症等,遵医嘱正确服用降压、降糖和降血脂药物,切勿自行停药、减药或换药;预防并发症和脑血管病的发生。

3. 指导患者进行自我病情监测

定期门诊检查,动态了解血压、血糖、血脂变化和心脏功能情况;当患者出现头晕、头痛、一侧肢体麻木无力、讲话吐词不清或进食呛咳、发热、外伤时,家属应及时协助就诊。

五、预防及康复

由于脑血管病的病因尚未被完全阐明,所以,脑血管病的一级护理仅能针对相关因素。在人群防治中针对危险人群采取必要措施,积极预防和减少脑血管病的发生。

（一）控制血压

高血压是脑血管病的主要危险因素,因此,早期发现和治疗高血压是预防脑血管病的重要措施。

（二）控制体重

肥胖是脑血管病的高危因素,节制饮食、加强锻炼和参加体力劳动等,能起到控制体重过度增加的作用。

（三）防治心脏病和糖尿病

心脏病和糖尿病均能增加脑血管病的发生率,因此,加强对这两种疾病的护理很重要。

（四）饮食指导

以素食和清淡饮食为主,多吃蔬菜、水果,少食用动物内脏和肥肉。

(1)脂肪和糖类食物不能太多,要注意补充充足的矿物质元素和维生素。

(2)进餐要定时,有规律,避免过饱,食物要柔软,易消化,色香味好,有良好的进食环境。

(3)减少盐分摄入量,每天限制在 3～5 g 以下,同时多选择钾盐,以预防脑血管病的发生。

(4)戒烟限酒,吸烟可能导致血压升高和血小板聚集性提高,从而引起脑血栓形成。大量饮酒也会促使脑卒中发生。

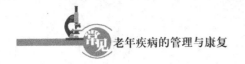

（五）保持精神愉快，避免情绪激动

人到老年，神经细胞的衰老对情绪活动的抑制作用显著降低，常常因心理改变和情绪改变而诱发脑血管病，因此，对情绪因素不能忽视。要注意劳逸结合，保证足够睡眠，避免过度紧张，控制情绪波动，保持乐观。

（六）普及预防知识

脑血管病是一种多因素疾病，只有采取综合性防病护理，才能真正降低发病率。要加强对高危人群的护理，举办各种讲座和学习班，普及防病护理知识，并对基层护理人员进行专业培训，坚持经常性的咨询活动，开展群众性自我保健，培养良好的饮食习惯等，这样才能最有效地降低高危人群脑血管病的发病率。

子单元❷ 老年性痴呆的管理与康复

 案例导入

▲**患者**：女性，73 岁。

▲**现病史**：5 年前曾患有脑血栓，有头晕、双下肢乏力症状。近 1 年逐渐出现记忆力减退，表现为近事遗忘，言语表述不清，含混迟钝，不能确切地表达自己的诉求，言语重复，语无伦次，性格敏感多疑，喜怒无常，较易伤感。病情逐渐加重。

▲**既往史**：高血压病史 11 年，血压最高达 200/102 mmHg，间断口服卡托普利降压治疗，血压控制不平稳。否认药物过敏史。

▲**主诉**：记忆力减退，言语表述不清楚，敏感多疑 1 年。

▲**体格检查**：体温（T）36.7 ℃，呼吸频率（R）18 次/min，脉搏（P）84 次/min，血压（BP）155/92 mmHg。

神志清楚，发育良好，精神不振，言语欠流利，颈部平软，无抵抗，双肺呼吸音清，双肺未闻及干湿啰音，心律平齐，心率 84 次/min，腹部平软，无压痛，肝脾未及，肠鸣音正常，移动性浊音阴性，双下肢未水肿。四肢肌力和肌张力正常，左侧巴氏征阳性。

▲**头部 CT**：双侧基底节区多个小点状低密度灶，边界清楚。脑沟加深，脑萎缩。

▲**任务**：①针对上述资料，为该名老年患者拟订照护策略。

②为该名老年患者及其家属拟订具体的健康指导方案。

▲**任务描述**：

老年性痴呆是指发生于 65 岁以后的中枢神经系统的退行性病变，即大脑皮质萎缩和神经纤维变性，其发病率和患病率随年龄的增长而增加。国外调研数据显示，痴呆患病率在 60 岁以上人群中为 1%，85 岁以上人群中超过 40%。随着全球人口的老龄化，痴呆患病率将快速上升。本病患病率和致残率高，病程长和治疗开销大，给患者家庭和社会带来巨大负担。因此，我们必须尽快寻求积极而有效的护理方法，预防和延缓痴呆病程的进展。要做好对老年痴呆老人的照护工作，需要了解发病因素，掌握临床表现，熟悉治疗方案和预后转归，能够为该病患者制订合理的照护方案和功能康复训练方案，并能够开展预防该疾病的健康宣教等。

▲任务实施：

①将每 5 人视为一个小组,全班开展讨论。

②以小组为单位,对老年性痴呆的管理与康复相关知识进行自学,并对案例内容进行讨论及分析。

③各小组派出代表,将各自的自学、讨论结果进行展示。

▲任务总结：

①教师对各小组讨论结果进行点评及分析。

②教师对任务描述中的相关内容进行总结。

 知识链接

老年性痴呆是一种获得性进行性认知功能障碍综合征,影响意识内容而非意识水平。智能障碍指记忆、语言、视空间功能的不同程度受损,人格异常和认知(概括、计算、判断、综合和解决问题)能力降低,常伴有行为和情感异常,患者日常生活、社交和工作能力明显减退。痴呆的病因包括变性病和非变性病,前者包括阿尔茨海默病、Pick 病和路易体痴呆等,后者如血管性痴呆、感染性痴呆、代谢性或中毒性脑病所致的痴呆等。在我国,阿尔茨海默病是最常见的病因,血管性痴呆为第二位常见病因,其次是路易体痴呆,其他的痴呆病因较为少见。

一、发病因素

根据患病率调查发现,本病与以下因素有关。

(一)遗传因素

人的性格、智能、情感、气质均有遗传倾向,有些老年性痴呆患者可追踪发现数代人患本病,还有一些患者的家庭成员中同龄人均患本病。

(二)生理因素

随着年龄的增长,脑的重量逐渐减轻,神经细胞数目大量减少,脑代谢率下降,脑的氧耗量也有了显著的减少,脑血流量减少。

1. 疾病影响因素

某些疾病在老年人身上有不同的病理演变过程,容易引起精神与神经症状,加速中枢神经系统的退行性改变,如心脑血管疾病、呼吸系统疾病、循环系统疾病、泌尿系统疾病、内分泌系统疾病等,而大面积脑出血则是血管性痴呆的主要致病因素。

2. 社会、心理因素

强烈的不良因素会促使老年人患上精神疾病,常见的有退休、健康状况欠佳、焦虑紧张、孤独、配偶的丧失、生活上的照顾丧失、与子女感情改变或家庭矛盾等,这些因素均可加速老年人大脑的衰老,促使其向老年性痴呆发展。

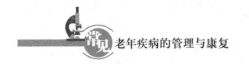

3. 其他因素

长期烟酒过度、服用有毒物品、机体解毒功能减弱、铝在大脑中的积蓄、免疫系统进行性衰竭、慢性病病毒感染等，均可以加速人体的衰老过程，导致大脑皮质萎缩，最终发生老年性痴呆。

二、临床表现

不同病例，由于病程演进的具体情况不同，症状也千差万别。有些痴呆患者，病情平稳，日常生活能力并没受到太大影响。如果人体出现脑障碍，这样的一些精神症状和异常的言语行为就必然会随之出现。

(一)近事遗忘

正常人的遗忘多是远事遗忘，经过自悟或别人提示可以想起来。而痴呆老人常是近事遗忘，甚至瞬间即忘，事后也想不起来，如刚吃过饭却说未曾吃，但对陈年旧事可清楚记得。

(二)言语迟钝或赘述

言语表达不畅，含混迟钝，不能确切表明自己的意愿。有时赘述，唠叨不停，言语重复，语无伦次。

(三)定向障碍

主要是时间和地点的定向错误，如对时间的感知淡漠或经常出门后找不到回家的路。

(四)抽象思维和计算判断力减退

经常忘记年月日，数不清自己的子女数，计算困难，注意力不集中。

(五)主动性和条理性差

失去往日的积极主动性，不愿与人交往，料理家务无条理性，如做菜不放油盐，物品随手乱放，做事颠三倒四。

(六)敏感多疑

认为子女不孝，嫌弃自己抛弃自己，怀疑自己的东西被家人或邻居给偷走了等。

(七)性格改变

情绪不稳、喜怒无常，易激怒，易伤感，任性、自私、幼稚或与儿童斤斤计较。

(八)行为反常

可表现在多方面，如收藏废物并将其视为珍宝，行踪诡秘但动作愚笨，行为随意，偷窃、撒谎、随地大小便，睡眠规律颠倒。

(九)运动功能障碍

重症痴呆老人可出现躯体运动功能障碍，四肢僵直，平衡丧失，行动障碍日益加剧，导致卧床不起，大小便失禁，生活不能自理，肢体挛缩等。

三、治疗原则

目前尚无特效治疗可逆转脑功能缺损或阻止病情发展。对症治疗可用以下方法：

(1)胆碱乙酰转移酶抑制剂。可轻微改善认知功能,包括他克林、多奈哌齐、雷司替明、加兰他敏等,副作用有恶心、呕吐、腹泻、头晕和厌食等。

(2)抗精神病药、抗抑郁药及抗焦虑药对控制痴呆伴发的行为异常有作用。具有明显精神兴奋、行为紊乱并吵闹不休者,可用地西泮或奋乃静,症状改善后应立即减药或停药,不能长期服用。

(3)神经保护性治疗有延缓痴呆进展的轻微疗效证据。可以改善大脑代谢,主要有维生素 E、单胺氧化酶抑制剂,安神补脑液也在一定程度上有改善大脑代谢的作用。

(4)中医辨证论治。脾肾亏虚,表现为头昏、耳鸣、食少、便秘、遗尿者,可选用还少丹以补肾健脾。

(5)艾灸法:隔姜艾灸大椎穴,每日艾灸 3～5 壮,隔日 1 次,10 次为 1 个疗程,间隔 5 天继续第 2 个疗程,一般 3～4 个疗程可以见效。

四、照护措施

老人在患有痴呆症后,日常生活多少会受到影响,而此时,看护方法是非常重要的。看护方法的优劣对痴呆老人的病情转归有着显著的影响。如采取了正确的看护手段,对病情的有益程度可以比单纯地依靠药物、手术等医疗措施更甚。

(一)生活照护

对于由智能障碍而导致生活能力低下的痴呆老人,一定要尊重他们的人格,保持他们的信心。要树立诸如吃饭、排泄、洗澡、换衣等简单生活能力老人是完全能够自理的观点,靠自身能力完成力所能及的事情会增强老人的生活信心。

1. 环境护理

痴呆老人由于定向力障碍,记忆力低下,常会出现走错房间或洗手间的现象,所以,我们应该将他们安排在易于观察、照顾的房间里。使用的床要矮,房间应固定,尽量避免转换房间或更换床等。桌上不要放置危险物品,每天一定要彻底检查整理房间及床铺周围的情况,防止任何可能带来危险的事情发生。

2. 饮食管理

痴呆老人在进餐时的表现多种多样。有的老人坐在固定的座位上心理会很踏实,可以一个人顺利地完成进食;有的老人会对食物不满而拒绝进食;有的老人用手抓着进食;有的老人看到食物后在很短的时间内狼吞虎咽地全部吃光,造成胃溃疡;还有的老人将食物藏着偷偷进食;等等。针对上述各种类型,护理人员要找到适合各人特点的方式,帮助他们进餐。比如,有的老人不能将食物自主地放入口中,自己也不能饮水,护理人员可站在一旁,模仿饮水吞咽的声音,或者同老人一起张嘴诱导老人进食,这是针对老人的能力、状态而采取的相应帮助手段。

3. 活动管理

为痴呆老人提供合理的生活环境是最基本的护理工作。不要让老人有孤独感,要鼓励老人多结交朋友,参加集体活动,散步、聊天,调节情绪。尽可能地调动老人的积极性,诱导他们参加刺激而有趣的活动,使他们能够精神活跃,积极乐观地对待生活。

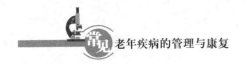

(二)医学护理

1. 病情观察

保证并提高痴呆老人的身体健康状态是非常重要的。老年人身体抵抗力下降,容易产生各种并发症,痴呆老人无法准确地表述出自己的病情,这就要求护理人员在日常生活中应随时观察老人的异常点,不要放弃任何细小的变化。要每日测定体温、脉搏、血压,每月测量一次体重,争取早日发现异常的现象。

2. 对症护理

高龄老人的身体容易处于脱水状态,要合理安排老人进水,控制排便时间,痴呆老人如果患有便秘,可能诱发精神症状和行为异常,甚至导致病情恶化。尽管痴呆老人无法用语言清楚地表达自己的疼痛来源于何处,但表情的变化,用手按住腹部以及腿部动作等可以直观地向我们表达疼痛产生的部位。护理人员应注意收集老人的病情信息,仔细分析异常行为的产生原因,争取尽早找到相适应的医疗措施。

3. 口腔护理

口腔的保健护理也是非常重要的事情,有医学报告指出,科学的口腔护理可以减少肺炎的发生。痴呆老人不能独立完成刷牙、漱口动作,且对被人强制刷牙、进行口腔护理又非常抗拒,护理人员可在亲切的交流氛围中完成口腔护理工作。

(三)心理管理

首先,护理人员应该与老人建立信赖关系。为了建立熟识的关系,要多与老人说旧或谈论发生在身边的各种琐碎话题。在感情上得到老人的认可后,看护工作便会得到老人的协力配合,变得相对轻松顺利起来。在与老人交谈时,一定要尊重老人的人格,认可他们的生活方式和态度。无论老人向我们讲述什么都要抱着耐心倾听的态度,并接受他们的观点,不要试图纠正他们。有些痴呆老人很依赖过去,终日陶醉在过去工作的辉煌当中。在追忆的情绪当中,老人处于一种安定祥和的精神状态。这时,我们应当顺应老人的思维,营造良好氛围,分享老人的快乐。这对老人的心理健康起着至关重要的作用。

自信心的恢复对痴呆老人非常重要。痴呆老人在生活上被认为是无用之人,任何时候均处在不安和自卑的状态中。自信心的恢复对他们来说是非常重要的。为了使其恢复自信心,要尽力弥补和找回老人失去的能力,调动他们体内尚存的生活动力。对于痴呆老人来说,能够自己料理简单的日常生活,在自信心的恢复过程中起着无可比拟的作用。当我们希望老人自己去做某件事情时,我们可以用请求或商量的语气对他们说,当老人在听到有人用请求的语气征询自己意见时,会感到十分满足,往往会很痛快地应承下别人的要求。让痴呆老人认识到自己与看护者们处于平等地位且能够和谐相处,有利于恢复他们的信心,帮助他们树立生活的勇气。

通过对痴呆老人的观察发现,在具体的感情交流过程中,因智能障碍而造成功能低下的痴呆老人比起正常人感情触觉更加敏锐,相对于物质体能活动,护理人员更需要关注他们的精神情感变化。在某种意义上,痴呆老人表达喜怒哀乐的方式非常直观。老人在感到谈话气氛不良时,基本处于寡言无语状态,对语言的理解力也大为降低,总是用不加考虑的言语应付对方。所以,在与老人交流的过程中,一定要尊重老人的人格,切忌使用幼儿园用语。

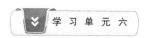

一定要把老人放在平等的立场上进行成人间的语言交流,让老人感觉到正在进行的是心灵之间的沟通。

(四)健康宣教

1. 疾病知识教育

向患者和家属介绍本病的有关病因,指导如何避免诱发因素。教育老人保持良好的心理状态,平时生活要有规律,合理安排活动和休息时间,注意劳逸结合,积极配合治疗。

2. 指导老年人预防疾病

指导老年人勤用脑,预防大脑萎缩,调节情志,避免精神刺激,养成良好的生活规律,积极参加社交活动。发现疾病后应鼓励他们尽量维持生活能力和参加社会活动,加强家庭和社会对患者的照顾和帮助,帮助他们进行康复治疗和训练。

3. 指导患者进行自我病情监测

明确痴呆早期症状,早期诊断可使患者从容地计划从工作岗位退休,安排理财,与医生和家人讨论未来治疗问题。晚期患者需要照看,防止鲁莽行为自伤或伤及家人。定向障碍和视空间障碍的患者应减少外出,以防意外。

五、预防及康复

(一)防止精神衰退,大脑萎缩

老年人应勤用脑,多用脑,加强对脑细胞的支持和保护。应加强肢体精细活动,积极参加力所能及的社会活动,培养广泛的兴趣爱好,克服依赖心理,摆脱年老意识。老年人应主动真诚地与他人建立联系,进行沟通交流,远离孤独和隔绝。

(二)保持健康的心态,避免精神刺激

老年人要时刻保持稳定的情绪,保持心情舒畅、乐观豁达,无论是顺境还是逆境都要保持平和的心境,控制情绪波动,尤其不要忧虑过度,这是预防精神性疾病的关键。

(三)养成良好的生活规律

老年人应养成良好的生活规律,不可随意变动,如早睡早起、定时饮食与排便,合理安排时间。现代人称之为"固定的生活活动力定型"。

(四)注意饮食营养

尽量少吃含铝食品,最好不用铝制品烧煮饭菜,平时多吃胡萝卜、鲜鱼、酸牛奶、煮黄豆、水果之类对大脑具有营养作用的食物。必须做到"三高、三低、三定、两戒"。三高是高蛋白、高不饱和脂肪酸、高维生素;三低是低脂肪、低热量、低盐;三定是定时、定质、定量;两戒是戒烟、戒酒。

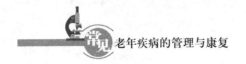
子单元三 帕金森病的管理与康复

 案例导入

▲**患者**:女性,75岁。

▲**现病史**:5年前无明显诱因出现左手震颤,精神紧张时加重,睡眠时消失,手指呈"搓丸样"动作,伴有肌肉强直,为"齿轮样强直",运动减少,动作缓慢,表情呆板,瞬目少,"面具脸",走路不稳,小步态,慌张步态,近5年症状逐渐加重,于近期出现左下肢震颤。顽固性便秘。

▲**既往史**:高血压病史10年,血压最高达184/95 mmHg,间断口服"硝苯地平片"降压治疗,血压控制不平稳。无脑血管疾病史,否认药物过敏史。

▲**主诉**:左侧肢体震颤、强直、走路不稳、慌张步态5年。

▲**体格检查**:体温(T)36.4 ℃,呼吸频率(R)17次/min,脉搏(P)81次/min,血压(BP)158/90 mmHg。

神志清楚,发育良好,精神不振,言语缓慢,发音过弱,颈部平软,无抵抗,双肺呼吸音清,双肺未闻及干湿啰音,心律平齐,心率81次/min,腹部平软,无压痛,肝脾未及,肠鸣音正常,移动性浊音阴性,双下肢无水肿。左侧肢体静止性震颤,四肢肌力5级,左侧肢体肌张力增高,呈齿轮样强直,四肢深浅感觉正常,双侧巴宾斯基征阴性。

头部CT未见异常。

▲**任务**:①针对上述资料,为该名老年患者拟订照护策略。

②为该名老年患者及其家属拟订具体的健康指导方案。

▲**任务描述**:

特发性帕金森(PD)或震颤麻痹是中老年常见的神经系统变性疾病。主要发生于中老年人,40岁以前发病少见,提示老龄与发病率有关。65岁以上人群的患病率为1‰,患病率随年龄的增长而增加,男性稍多于女性。帕金森病是一种慢性进展性变性疾病,目前尚无根治方法,多数患者发病数年内尚能继续工作,也有迅速发展致残者;疾病晚期由于严重肌肉强直、全身僵硬终至卧床不起。本病本身并不危及生命,肺炎、骨折等各种并发症是常见的致死原因。因此,帕金森病的预防和照护工作非常重要。要做好对帕金森病老人的照护工作,需要了解发病因素,掌握临床表现,熟悉治疗方案及预后转归,能够为该病患者制订合理的照护方案和功能康复锻炼方案,并能够开展预防该疾病的健康教育等。

▲**任务实施**:

①将每5人视为一个小组,全班开展讨论。

②以小组为单位,对老年帕金森病的管理与康复相关知识进行自学,并对案例内容进行讨论及分析。

③各小组派出代表,将各自的自学、讨论结果进行展示。

▲**任务总结**:

①教师对各小组讨论结果进行点评及分析。

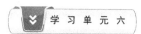

②教师对任务描述中的相关内容进行总结。

 知识链接

　　帕金森病是一种病因不明的慢性进行性疾病,多于 60 岁以后发病,起病隐匿,进展缓慢,以黑质多巴胺(DA)能神经元变性缺失和路易小体形成为特征。临床上以静止性震颤、运动迟缓、肌肉强直和姿势步态异常为特征。

一、发病原因

　　帕金森病的主要病理是黑质变性,但引起黑质变性的原因至今不明,考虑可能与以下因素有关。

(一)遗传

　　绝大多数帕金森病患者为散发性人群,约 10% 的患者有家族史,呈不完全外显的常染色体显性遗传或隐性遗传。

(二)环境疾病因素

　　脑炎、动脉硬化、颅脑外伤。基底节肿瘤或钙化等病损,一氧化碳、二氧化硫、汞和氰化物等有害物质及利舍平、吩噻嗪类和抗抑郁剂等药物中毒,均可产生与震颤麻痹类似的临床症状或病理改变,这些情况统称为震颤麻痹综合征或帕金森病。有人认为,居住在钢铁厂、工业化学品厂附近,患帕金森病的危险性明显增高。

(三)年龄老化

　　研究发现黑质多巴胺活力随年龄增长而逐渐降低,提示年龄老化是帕金森病发病的促发因素。

二、临床表现

(一)症状

1. **静止性震颤**

　　常为首发症状。多自一侧手指开始,逐渐扩展至同侧下肢和对侧上下肢,最后累及舌、唇和头部。为肢体的促动肌和拮抗肌节律性(每秒 4～6 次)交替性收缩而致。手指呈"搓丸样动作",活动时减轻,情绪紧张时加重,睡眠时消失。

2. **肌肉强直**

　　表现为屈肌与伸肌张力同时增高。肌张力增高,呈齿轮样、折刀样强直,四肢、躯干、头部和面部均可受累。头部前倾,躯干俯屈。手指内收,指关节近端过伸,远端屈曲。

3. **运动迟缓**

　　随意运动减少,动物缓慢。面部表情呆板,很少眨眼,称为"面具脸"。早期,患者上肢运动减少,合并肌肉强直,书写困难,字迹弯曲不正,越写越小,称为"写字过小征"。日常生活,

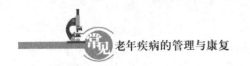

如解系鞋带和扣纽扣、洗脸、刷牙、穿衣、脱衣等动作有困难。咀嚼、吞吐、说话均有困难,出现流涎现象。

4. 姿势步态异常

站立时,头部前倾,膝盖稍微屈曲,上臂内收,肘部屈曲,行走时步伐小,上肢连带运动消失,起步困难且慢,但越走越快,不能及时停步,呈慌张步态。

5. 自主神经功能紊乱

还可出现顽固性便秘、出汗、皮脂溢出增多、眼睑阵挛、发音过弱、直立性低血压等,少数患者晚期可出现痴呆。

(二)体征

面具脸、帕金森手、静止性震颤和慌张步态等。肢体肌张力齿轮样、铅笔样、折刀样增高,腱反射和感觉检查正常,无病理征。

三、治疗原则

(一)一般治疗

疾病早期无须特殊治疗,应鼓励患者进行适度的活动和体育锻炼,体疗能使患者更好地从事日常活动。若疾病影响患者的日常生活和工作能力,则须药物治疗,多种药物能较好地解决大部分症状,但均不能阻止本病的自然进展,需要终生服药。

(二)药物治疗

1. 抗胆碱能药

对震颤和强直有效,对运动迟缓疗效较差,适于震颤突出且年纪较轻的患者。常用药物有苯海索、丙环定等。青光眼及前列腺肥大者禁用,老年患者用此类药可影响记忆功能,应慎用。

2. 金刚烷胺

可轻度改善运动减少、强直和震颤等,适用于治疗早期轻症患者,可单独或与抗胆碱能药合用。肾功能不全、癫痫、严重胃溃疡和肝病患者慎用,哺乳期妇女禁用。

3. 左旋多巴及复方左旋多巴

该药是治疗帕金森病最有效的药物或金指标。可改善帕金森病所有临床症状,对运动减少有特殊疗效。要尽可能推迟用药时间,应用小剂量,最后与多巴胺受体激动剂合用。常见急性副作用包括恶心、呕吐、低血压、不安和意识模糊等,疾病后期左旋多巴的迟发并发症包括症状波动、异动症和精神症状等。

4. 多巴胺受体激动剂

年轻患者早期可单用,中晚期与复方左旋多巴合用。常用药物有培高利特、溴隐亭等。有精神病史者禁用。

5. 单胺氧化酶 B 抑制剂

可增加脑内多巴胺含量。与复方左旋多巴合用有协同作用,合用时减少约 1/4 左旋多巴的用量,能延缓"开关现象"出现,用作神经保护剂可维持轻症患者。常用司来吉兰,胃溃疡患者慎用。

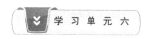

6．中药或针灸

中药或针灸对帕金森病的治疗有一定的辅助作用,需与西药合用,单用疗效不理想。

(三)外科治疗

外科治疗包括苍白球或丘脑底核毁损或切除术,采用立体定向手术室通过定向仪确定手术靶点,进而将手术器械导入靶点实施手术的方法。该治疗对本病有较好的疗效,但术后仍有可能复发。另外,还有脑深部电刺激和细胞移植术。前者对年纪较轻,症状以震颤、强直为主且偏于一侧者效果较好,术后仍需药物治疗。后者仍处于实验阶段。

(四)康复治疗

对患者进行语言、进食、走路及日常生活训练和指导,日常生活帮助如在房间和卫生间设扶手、使用防滑橡胶桌垫及大把手餐具等,可改善生活质量。对晚期卧床者应加强护理,减少并发症。

四、照护措施

(一)生活管理

1．环境管理

居室应清洁、整齐、安静、阳光充足、空气新鲜,并注意通风。做好充分的防护措施,注意减少其运动区域障碍物,防止地面潮湿,以免患者摔伤或跌倒,必要时由专人陪护。对于下肢行动不便、起坐困难者,应配备高位坐厕、高脚椅、手杖、床铺护栏、室内或走道扶手等必要的辅助设备;保证床的高度适中;传呼器置于床边;生活日用品固定放置于患者伸手可及处,以方便患者取用。

2．饮食管理

饮食以低胆固醇、适量优质蛋白、高热量、高维生素、高纤维素、易消化食物为宜。吞咽困难者应鼻饲牛奶,对自己不能进食者,护理人员应耐心喂饭、喂水,避免刺激性食物,充分供给水果、蜂蜜、蔬菜,预防顽固性便秘,必要时给予开塞露通便。由于高蛋白饮食会降低左旋多巴类药物的疗效,故不宜盲目给予过多的蛋白质;槟榔属于拟胆碱能食物,可降低抗胆碱能药物的疗效,也应避免食用。

3．个人卫生

对于出汗多、皮脂腺分泌亢进的患者,要指导其穿柔软、宽松的棉质衣服;经常清洁皮肤,勤换被褥、衣服,勤洗澡,协助卧床患者进行床上擦浴,每天 1～2 次。

4．采取有效沟通方式

对于言语不清、构音障碍的患者,护理人员应耐心倾听患者的主诉,了解患者的生活需要和情感需要,可指导患者采用手势、纸笔、画板等沟通方式与他人交流;在与患者沟通的过程中态度要和蔼、诚恳,注意尊重患者,不可随意打断患者说话。

5．提供生活便利

对于行动不便、起坐困难者应配备牢固且高度适中的座厕、沙发、床、床栏,以利于患者起坐时借力;配备手杖、室内或走道扶手等必要的辅助设施;呼叫器置于患者床边;生活日用品固定放置于患者触手可及处,以方便患者取用。患者动作笨拙,常有失误,应谨防其进食

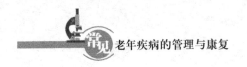

时烫伤。

6. 自我修饰

指导患者进行面部肌肉功能训练,如鼓腮、伸舌、噘嘴、吸吹等,可改善其面部表情和吞咽困难;指导患者保持着装整洁和自我形象的尽量完美;为患者提供必要的隐蔽环境,尤其是进行起居、饮食和排泄等生活护理时注意保护其隐私;督促患者进食后及时清洁口腔,使其随身携带纸巾擦拭口角溢出的分泌物,维持自身形象。

(二)医学护理

1. 病情监测

评估患者饮食和营养状况,注意每天进食量和食品的组成;了解患者的精神状况和体重变化,评估患者的皮肤、尿量和实验室指标变化情况。要细心观察患者的体温、呼吸、脉搏、血压等生命体征。

2. 对症护理

避免胃—食管反流,轻症者可下地活动,严重震颤或肌肉强直者应卧床休息,取头高位。胃—食管反流时,及时吸出口腔内反流物,防止窒息和肺炎,大量流涎者,应保持口腔清洁,以免合并口腔炎。卧床患者垫气垫床或按摩床,保持床单清洁、干燥,定时翻身、拍背,注意做好骨突处保护,预防压疮。保持大小便通畅。对于顽固性便秘患者,每天双手顺时针按摩腹部,促进肠道蠕动;还可适量服用蜂蜜、麻油等帮助通便,必要时遵医嘱口服液状石蜡、酚酞片、番泻叶等缓泻剂,或予以开塞露塞肛、灌肠、人工通便等。对于排尿困难的患者,应指导其放松精神,按摩、热敷腹部以刺激排尿,膀胱充盈无法排尿时在无菌操作下给予导尿和留置尿管。进食困难的患者,根据病情需要,遵医嘱静脉补充足够的营养,如葡萄糖、电解质、脂肪乳等,也可使用鼻饲流质或经皮胃管进食。

3. 用药护理

告知患者本病需要长期或终生服药治疗,让患者了解常用的药物种类、用法、服药注意事项、疗效和不良反应,告知患者长期服药过程中可能会突然出现某些症状加重或疗效减退,让患者了解用药过程中可能出现的"开关现象""剂末现象"及应对方法。用药过程中要仔细观察震颤、肌肉强直和其他运动功能、语言功能的改善程度,观察患者的起坐速度、步行姿势、讲话音调和流利程度,写字、梳头、扣纽扣、系鞋带及进食动作等,以确定药物疗效。

4. 运动疗法护理

(1)运动功能训练:着重于各关节活动范围的训练,通过医疗体操或日常技能训练以维持四肢和躯干各关节的活动范围,特别需要进行手部精细动作锻炼,如扣纽扣、穿衣、拿筷子等。

(2)身体姿势训练:矫正躯干和四肢伸展的屈曲姿势,反复训练患者保持躯干直立和四肢伸展的良好姿态。

(3)步行步态训练:步行时双眼直视,双上肢和双下肢需要保持协同合拍动作,逐步纠正小步和慌张步态。步行时足尖尽量抬高,同时跨步要慢,步距要小,并做左右转和前后进退的训练。

(4)言语发音训练:患者言语低沉,发音单调,有时口吃。言语锻炼可对镜操练,如大声反复发 o 和 e 音,并扩大舌头和口唇的动作范围,反复训练可提高语言强度和言语速度。

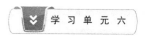

(5)基本动作训练:起、坐、立、卧等,重症患者可以在床上进行坐位、卧位和翻身、左侧位、右侧位等体位变动。

5. 物理疗法

可进行脑部和躯体、四肢各关节的理疗,除脑部用 10％碘化钾离子导入治疗外,对局部有关症状,可根据不同情况,选用不同的理疗,例如,对颈部、肩部僵硬者,可用温热疗法,如用白热灯、红外线或行局部蜡疗等;对呼吸肌运动障碍者,可用低频脉冲电疗以刺激膈神经;对肋间肌的锻炼可用中频电疗,以达到增强呼吸肌力量和提高呼吸功能的效果;对"面具脸"者,可选用低频脉冲电刺激面肌,以纠正其面肌活动的刻板状况。

(三)心理疏导

早期患者的动作迟钝笨拙、表情淡漠、语言断续、流涎,患者往往产生自卑抑郁心理,他们回避人际交往,拒绝社交活动,整日沉默寡言,闷闷不乐。随着病程延长,病情进行性加重,患者丧失劳动能力,生活自理能力也逐渐下降,可产生焦虑、恐惧甚至绝望心理。应细心观察患者的心理反应,鼓励患者表达并注意倾听他们的心理感受,与他们讨论身体健康状况改变对自己所造成的影响,及时给予正确的引导;同时应鼓励患者参与日常活动,使其在家人的帮助下积极进行日常活动。使患者尽量维持过去的兴趣与爱好,帮助其培养和寻找新的易坚持的爱好;叮嘱患者避免紧张、疲劳,保持平静,情绪稳定,不怨天尤人,保持平常心,这样的心理状态有助于健康,并强调亲属、朋友可多联系其参与一定的社会活动,为其创造良好的亲情和人际关系氛围,减轻他们的心理压力。告诉患者本病病程长、进展缓慢、治疗周期长,而疗效的好坏常与患者精神情绪有关,鼓励他们保持良好的心态。

(四)健康教育

1. 疾病知识教育

本病是缓慢进展的神经系统变性疾病,目前尚无根治方法,若能及时诊断和正确治疗,多数患者发病数年内仍能继续工作,并保持良好的生活质量,因此,应指导患者和家属了解本病的临床表现、病情进展和主要并发症,帮助患者和照顾者适应角色的改变,掌握相关知识和自我护理方法,帮助分析和消除不利于个人及家庭应对的各种因素,制订切实可行的护理计划并督促落实。

2. 指导老年人预防疾病

(1)皮肤护理:患者因震颤和不自主运动,出汗多,易造成皮肤刺激和不舒适感,皮肤抵抗力降低,还可导致皮肤破损和继发性皮肤感染,应勤洗勤换衣物,保持皮肤卫生;中晚期患者因运动障碍,卧床时间增多,应勤翻身勤擦洗,防止局部皮肤受压,同时也有利于改善全身血液循环,预防压疮。

(2)康复训练:鼓励患者维持和培养兴趣爱好,坚持适当的体育锻炼,做力所能及的家务劳动等,这些都可以延缓身体功能障碍的发生和发展,从而延长寿命,提高生活质量。患者应树立信心,坚持主动运动,如散步、打太极拳等,保持关节活动的最大范围;加强日常生活动作训练,进食、洗漱、穿衣等应尽量自理;对卧床患者可协助其被动活动关节和按摩肢体,预防关节僵硬和肢体挛缩。

(3)安全护理:指导患者避免登高和操作高速运转的机器,不要单独使用煤气、热水器和

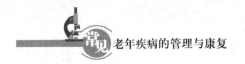

锐利器械,防止受伤等意外;避免让患者进食带骨刺的食物和接触易碎的器皿;外出时需人陪伴,尤其精神智能障碍者,其衣服口袋内要放置写有患者姓名、住址和联系电话的"安全卡片"或佩戴手腕识别牌,以防走失。

3. **指导患者进行自我病情监测**

定期门诊复查,动态了解血压变化和肝肾功能、血常规等指标。当患者出现发热、外伤、骨折或运动障碍、精神智能障碍加重时应及时就诊。

五、预防及康复

由于帕金森病的病因迄今为止不甚清楚,因此,预防十分困难。目前,一氧化碳、二氧化硫、锰、汞和氰化物等有害物质及利舍平、吩噻嗪类和抗抑郁剂等药物的中毒所引起的帕金森病并不鲜见,应在临床上予以足够的重视。对于与前者有密切接触的人群应该进行定期的普查,而对后者临床上应该避免长期应用,以免引起黑质、纹状体的变性,从而导致帕金森病的发生。

对于患者要做好生活护理,协助患者洗漱、进食、沐浴、大小便料理,并做好安全防护,增进患者的舒适感,预防并发症。

◆学习单元七　免疫与运动系统常见病的管理与康复

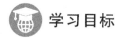 **学习目标**

◎知识目标：

①熟悉老年免疫与运动系统常见病的病因、临床表现、并发症。

②掌握老年免疫与运动系统常见病的预防与照护保健知识。

③了解老年免疫与运动系统常见病的治疗原则，能够正确指导患病老年人用药。

◎能力目标：

①能够做好预防老年免疫与运动系统常见病的工作。

②能够对患有免疫与运动系统疾病的老年人拟订合理的照护策略。

③能够根据病情选择合理的护理技术并正确实施。

④能够对老年人进行免疫与运动系统常见病的健康教育。

⑤具有关爱、尊重患病老人的职业素养和团队协作精神。

➡总　述⬅

风湿免疫与运动系统疾病是指病变累及骨、关节及其周围软组织，包括肌肉、肌腱、滑膜、韧带、神经等的一组疾病，治疗方式以内科治疗为主。其主要临床表现是关节疼痛、肿胀，活动功能障碍，病程进展缓慢，发作与缓解交替出现，部分患者可发生脏器功能损害，甚至功能衰竭。

风湿免疫与运动系统疾病病因复杂，主要与感染、免疫、代谢、内分泌、环境、遗传、肿瘤、过度运动等因素有关。其分类主要有弥漫性结缔组织病、脊柱关节病、骨与软骨病变、感染性关节炎、伴风湿性疾病表现的代谢和内分泌疾病等。弥漫性结缔组织病，简称为结缔组织病，是风湿病中的一大类，其特点是以血管和结缔组织的慢性炎症为病理基础，可引起多器官多系统损害。其检查包括实验室检查、特异性检查（包括关节炎、自身抗体、补体、病理检查）和影像学检查。病情一旦确诊应早期开展相应治疗。治疗措施包括教育、物理治疗、矫形、锻炼、药物、手术等。治疗药物主要包括非甾体抗炎药、糖皮质激素、抗风湿药和辅助性治疗药物等。

近年来，由于人口老龄化和环境变化，风湿免疫与运动系统疾病的患病率呈逐年上升趋

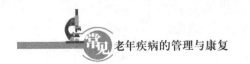

势。进入老年期后,人体免疫功能下降,内分泌功能的变化,活动减少,消化系统对钙、维生素 D 的吸收减少,以及神经系统对运动的支配、协调能力下降,使老年人的免疫与运动系统出现不同程度的退行性变化,可出现关节僵硬、疼痛、肌肉痉挛、机体活动受限和骨折等。预防免疫与运动系统疾病的发生,是老年护理的重要工作。

子单元一 类风湿性关节炎的管理与康复

 案例导入

▲**患者**:女性,61 岁。

▲**现病史**:2 年前受凉后出现双侧腕部、掌指关节疼痛、肿胀,晨起关节僵硬,双侧关节疼痛呈对称性,间断服用"布洛芬"止痛药对症治疗,病情反复发作。近半年出现腕关节和掌指关节畸形僵硬,并出现双足趾、双侧膝关节肿胀、疼痛。近 1 周再次受凉后上述症状加重。

▲**既往史**:体格健壮,其母亲患有类风湿性关节炎。否认药物过敏史。

▲**主诉**:双侧腕部、掌指关节反复疼痛、肿胀 2 年,加重 1 周。

▲**体格检查**:体温(T)36.4 ℃,呼吸频率(R)17 次/min,脉搏(P)74 次/min,血压(BP)126/83 mmHg。

神志清楚,发育良好,精神不振,双肺呼吸音清,双肺未闻及干湿啰音,心律平齐,心率72 次/min,腹部平软,无压痛、反跳痛和肌肉紧张,肝脾未及,肠鸣音正常,移动性浊音阴性,双下肢无水肿。双侧腕部、掌指、双膝关节肿胀畸形。

X 线检查:可见双腕关节、双掌指关节破坏,出现纤维性和骨性强直。

▲**实验室检查**:类风湿因子阳性。

▲**任务**:①针对上述资料,为该名老年患者拟订照护策略。

②为该名老年患者及其家属拟订具体的健康指导方案。

▲**任务描述**:

类风湿性关节炎(RA)是以对称性多关节炎为主要临床表现的异质性、系统性、自身免疫性疾病。异质性指患者临床背景不同,病因可能也非单一,因而发病机制不尽相同。临床可有不同亚型,表现在病程、轻重、预后、结局都会有差异。但本病是慢性、进行性、侵蚀性疾病,如未适当治疗,病情可逐渐加重发展。因此,早期诊断、早期治疗、早期护理至关重要。本病呈现全球性分布,是造成人类丧失劳动力和致残的主要原因之一。我国人口中该病的患病率为 0.35%~0.38%。因此,类风湿性关节炎的照护与预防工作非常重要。要做好对患病老人的照护工作,需要了解发病因素,掌握临床表现,熟悉治疗方案和预后转归,能够为该病患者制订合理的照护方案,并能够开展预防该疾病的健康教育等。

▲**任务实施**:

①将每 5 人视为一个小组,全班开展讨论。

②以小组为单位,对老年类风湿性关节炎的管理与康复相关知识进行自学,并对案例内容进行讨论及分析。

③各小组派出代表,将各自的自学、讨论结果进行展示。

▲**任务总结：**
①教师对各小组讨论结果进行点评及分析。
②教师对任务描述中的相关内容进行总结。

 知识链接

　　类风湿性关节炎，又称为萎缩性关节炎，是一种以累及周围关节为主要特征的慢性全身性自身免疫性疾病。凡构成关节的各种组织都可有病变。其临床表现特点是对称性的多发性关节炎，尤以小关节最易受累。本病早期有游走性的关节肿痛和运动障碍，晚期则关节僵硬和畸形，并有骨骼肌萎缩。在整个病程中，还有发热、乏力、贫血、皮下结节等全身症状出现。本病以青壮年多见，女性发病率高，是造成我国劳动力丧失的原因之一。

一、发病原因

　　现代医学对本病的病因正在探索中，一般认为本病的发生与自身免疫有关。也就是说，病变的发生是这种免疫反应对机体产生损害的结果。本病家族发病率较高，提示类风湿与遗传有关系。类风湿性关节炎在发病前，常有病原体的感染，如支原体、风疹类病毒等。研究表明，类风湿性关节炎发病率男女之比为 1∶(2～4)，说明性激素在该病发病中起一定作用。此外，寒冷、潮湿、疲劳、营养不良、过劳、创伤、精神因素等都为本病的诱发因素，但多数患者发病前常无明显诱因可查。

二、临床表现

　　(1)起病缓慢，先有数周至数月的疲倦无力、体重减轻、食欲不振、低热、多汗、手足麻痹、刺痛和贫血等前驱症状。

　　(2)病变以关节炎为主。常呈对称性，多由小关节开始，如指、腕、趾、踝等关节逐渐肿大，局部发红、发热、疼痛。疼痛和肿胀是平行的，肿痛因寒冷刺激而加重。有晨起关节强直表现。以后四肢和其他关节及脊柱也受累及，出现僵硬疼痛，随着病情的发展，可出现关节的僵直畸形，手指关节多肿大，后期关节肌肉萎缩，运动功能障碍。

　　(3)出现类风湿结节。部分病情较重的患者在关节隆突处，如上肢鹰嘴突、腕部和下肢踝关节等部位，出现直径数毫米至数厘米不等，坚韧如橡皮不易消退且略有疼痛的皮下结节。

　　(4)少数患者在该病活动期可出现淋巴结和肝脾肿大，一过性皮疹，巩膜睫状体炎，干燥综合征，如累及心、肺、神经系统、血液系统，则可出现相应的临床症状，表现为心包炎、肺间质病变、腕管综合征和正细胞正色素性贫血等。

　　(5)辅助检查。

　　①X 线检查：早期可见关节周围软组织肿胀影、关节端骨质疏松(Ⅰ期)；进而出现关节间隙变窄(Ⅱ期)；关节面出现虫蚀样改变(Ⅲ期)；晚期可见关节半脱位和关节破坏后的纤维

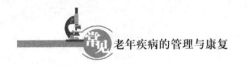

性和骨性强直(Ⅳ期)。

②实验室检查:血清类风湿因子阳性。红细胞沉降率和 C-反应蛋白异常升高,血象呈轻度至中度贫血。

三、治疗

类风湿性关节炎至今尚无特效疗法,仍停留在对炎症和后遗症的治疗。采取综合治疗方法,多数患者均能得到一定的疗效。现行治疗的目的在于:①控制关节炎及其他组织的炎症,缓解症状,延缓病情进展;②保持关节功能和防止畸形;③修复受损关节以减轻疼痛和恢复功能。

(一)一般治疗

发作期要卧床休息,关节制动;缓解期宜动静结合,注意关节功能锻炼。避免或去除发病诱因,如寒冷、潮湿、疲劳和感染等。

(二)药物治疗

1. 非甾体抗炎药

本药具有镇痛消肿作用,是改善关节炎症状的常用药物,但不能控制病情,必须与改变病情抗风湿药同用,如罗非昔布、塞来昔布、美洛昔康、双氯芬酸、吲哚美辛、萘普生、布洛芬等。

2. 改变病情抗风湿药

本药发挥作用慢,临床症状的明显改善大约需要 1～6 个月,有改善和延缓病情进展的作用。首选甲氨蝶呤,作为联合治疗的基本药物。

3. 糖皮质激素

本药有强大的抗炎作用。在关节炎急性发作时给予短效激素,可使关节炎症状得到迅速而明显的缓解,改善关节功能。但不能根治本病,停药后症状会复发。

4. 植物药制剂

包括雷公藤总苷、青藤碱、白勺总苷等。

(三)物理治疗

物理治疗主要是热疗,有热水袋、热浴、蜡疗、红外线、紫外线、超短波透热法等,其作用是增加局部血液循环从而达到消炎、消肿和镇痛的目的。如同时配合针灸、按摩和锻炼,有助于恢复关节的功能,防止肌肉萎缩。

(四)手术治疗

若药物治疗无效或晚期出现关节畸形并丧失关节功能,可采取关节置换和滑膜切除手术,以切断关节病变的恶性循环。关节置换适用于较晚期有畸形并失去功能的关节。滑膜切除术可以使病情得到一定的缓解,但当滑膜再次增生时病情又趋复发,所以,必须同时应用改变病情抗风湿药。

四、照护措施

(一)生活管理

1. 环境管理

保持室内温度适宜,避免寒冷、潮湿的环境,尽量避免使用空调和风扇。

2. 饮食管理

饮食宜富含维生素、蛋白质,营养丰富,糖分、盐分不宜过多(因会增加患者的敏感性而使关节疼痛加重)。

3. 休息管理

急性活动期,除关节疼痛外,常伴有发热、乏力等全身症状,应卧床休息,以减少体力消耗,保护关节功能,避免脏器受损。限制受累关节活动,保持关节功能位。卧床时要注意体位,枕头不能过高,不睡软床垫,膝下放一平枕,使膝关节保持伸直位,以免髋膝关节畸形,足下放置足板,避免垂足。但不宜绝对卧床。缓解期应下床活动、锻炼。注意保暖,保证休息。

(二)医学护理

1. 病情监测

观察关节症状,如关节肿胀、疼痛部位,活动度,有无畸形,晨僵的程度,以判断病情和拟订治疗方案;观察关节外症状,如腹痛、胸闷、心前区疼痛,注意发生心肌梗死、消化道出血、头痛、发热、咳嗽、呼吸困难等,多为血管炎或感染所致,是病情严重的表现。

2. 对症护理

(1)关节疼痛:减轻和消除患者痛苦,按医嘱使用一般止痛药。

(2)晨僵护理:鼓励患者早晨起床后行温水浴或热水浸泡僵硬的关节,而后活动关节。夜间睡眠戴弹力手套保暖,可减轻晨僵程度。

(3)防止肌肉萎缩:严密观察患者患病肢体情况,做肢体按摩。

(4)防止压疮:协助患者定时翻身,适当使用气垫等抗压力器材,以预防压疮。

(5)预防便秘:保证足够的液体摄入量,多食用富含纤维素的食物,适当活动,必要时给予缓泻剂。

(6)防止受伤:加强保护措施,尤其是患者活动初期应有人陪伴,防止受伤。

3. 用药护理

根据医嘱给予药物治疗,并注意观察药效和不良反应。

(1)非甾体抗炎药:可与食物同服以减轻胃刺激。注意肝功能和消化道反应症状,有活动性溃疡病、肝肾功能不全者应慎用。

(2)雷公藤总苷:副作用有口腔溃疡、对性腺的毒性(如妇女停经、男性精子活力降低、数目减少)、肝损害、胃肠道反应和指甲变薄软等。服药期间需监测血象和肝功能。

(3)青霉胺:出现皮疹、口腔异味、肝肾功能受损、胃肠道反应、骨髓抑制、白细胞下降应停药。

(4)糖皮质激素:长期服用糖皮质激素会造成血钾排出过多,要注意低盐饮食,多食用香蕉、橙子等含钾的食物,但有肾衰竭、高血钾时则不能食用含钾量高的食物。

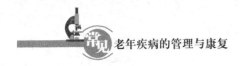

4. 并发症预防和护理

(1)预防肺部感染:应鼓励卧床患者有效咳嗽和深呼吸,防止肺部感染。

(2)评估患者的营养状况,注意热量摄入和负氮平衡。

(3)预防关节失用:为保持关节功能,防止关节畸形和肌肉萎缩,应指导患者锻炼。在症状得到基本控制后,鼓励患者及早下床活动,必要时提供辅助工具,避免长时间不活动。肢体锻炼由被动向主动渐进,活动强度应以患者能承受为限。也可配合理疗、按摩、针灸,以增加局部血液循环,松弛肌肉,活络关节,防止关节失用。

5. 功能锻炼

保持关节功能,以防止关节畸形、肌肉萎缩。疾病缓解期,指导患者每日定期做全身和局部相结合的活动,如转动颈部、挺胸、伸腰、摇动关节等动作,可配合按摩、理疗。卧床患者可对股四头肌进行伸屈交替运动,以锻炼股其功能。锻炼次数和时间根据病情而定,勿疲劳过度,不能强行活动。护理人员应勤指导、勤协助和勤督促。

(三)心理管理

顽固的关节疼痛、肢体功能障碍,治疗效果常不显著,使患者丧失部分或全部劳动力,生活自理能力下降,工作受到影响,患者易产生不良心理反应,常有孤独、抑郁、自卑感。护理人员要以友好乐观的态度接触患者,主动关心、帮助患者,同情体贴患者,及时了解患者的性格和情绪变化,帮助患者正确认识和调整不良心态。向患者介绍疾病性质、治疗情况,争取患者配合,使其坚持治疗。也应做好生活护理,鼓励患者自强独立,进行自我护理,使其保持愉快的心情,消除悲观失望情绪。鼓励患者学会自我护理,多参加集体活动,充实生活,同时建立社会支持体系,使患者得到亲人的关心和照顾,保持情绪稳定,从而增强战胜疾病的信心。

(四)健康教育

1. 疾病知识教育

向患者和家属讲解引起类风湿性关节炎的相关因素,了解疾病的性质、病程和治疗方案。指导患者保持乐观情绪,规律生活,避免过度紧张和劳累,选择合适的锻炼方式,提高机体抵抗力。

2. 指导老年人预防疾病

指导患者养好良好的生活习惯,避免寒冷、潮湿、过劳等,注意保暖,消除诱发因素。强调休息和治疗性锻炼的重要性,督促其在疾病缓解期每天有计划地进行锻炼,增强机体的抗病能力,保持关节功能,延缓功能损害的进程。

3. 指导患者进行自我病情监测

应观察关节症状的变化,如疼痛、肿胀、晨僵、畸形和功能障碍的程度和发作的时间。同时注意关节以外的症状,如胸闷、心前区疼痛、发热、咳嗽、呼吸困难、腹痛、消化道出血、头痛等,一旦出现,即提示病情严重,应及时就医。

应指导患者用药方法和注意事宜,用药期间应严密观察药物疗效和不良反应,定期检测血常规、尿常规,以及肝肾功能等,一旦发现有严重的不良反应,应立即停药并及时处理。自觉遵医嘱用药,不要随便停药、换药、增减药量,坚持治疗,减少复发。病情复发时,应及早就

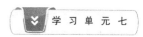

医,以免重要脏器受损。

五、预防及康复

(1)避免风寒湿邪侵袭,要防止受寒、淋雨和受潮。关节处要注意保暖,不穿湿衣服、湿鞋子、湿袜子等;不要贪凉受冻,暴饮冷饮;夏天尽量少用空调,不能对着电风扇长时间吹。另外,工作或运动后,不能趁着身热出汗未干便入水洗浴;有些职业是在水湿潮寒的环境中工作的,如井下作业、露天作业等,一定要注意使用劳动保护用品;劳动出汗内衣湿后应及时更换洗净。

(2)加强锻炼,增强体质。凡坚持体育锻炼的人,身体抗病能力强,很少患病,其抵抗风寒湿邪侵袭的能力比一般未经过体育锻炼者要强得多。经常参加体育锻炼,如打太极拳、做保健体操、做广播体操等均能增强机体抗风寒湿邪的能力。

(3)预防和控制感染。有些类风湿关节炎是在患了扁桃体炎、鼻窦炎、龋齿等感染性疾病之后发病的,人们认为这是由于人体对这些感染的病原体发生了免疫反应而引起本病。所以,预防和控制体内的感染病灶也十分重要。

(4)注意劳逸结合。饮食有节、起居有常、不妄作劳是强身保健的主要方式。过度劳累,则正气易损,风寒湿邪可乘虚而入。临床上,有些类风湿性关节炎患者的病情虽然基本得到控制,处于疾病的恢复期中,但往往由于劳累而复发甚至加重。所以,要注意劳逸结合,活动与休息要适度。

(5)保持正常的心态。本病有很大一部分是由心理状态异常(如精神受刺激、心情压抑、过度悲伤等)而诱发;而在患了本病之后,情绪的波动又往往使病情加重。因此,保持心情舒畅对预防类风湿性关节炎有重要意义。

子单元二 骨关节炎的管理与康复

 案例导入

▲**患者:**女性,64岁。

▲**现病史:**1年前劳累后出现双侧膝关节疼痛、肿胀,晨起关节疼痛明显,过度活动时疼痛加重,尤其以上下楼明显。疼痛多于寒冷天气、着凉后或劳累后加重。近来病情逐渐加重,出现关节活动不灵活,有摩擦音。间断服用"布洛芬"止痛药对症治疗,病情反复发作。近1周劳累后上述症状加重。

▲**主诉:**双侧膝关节反复疼痛、肿胀1年,加重1周。

▲**体格检查:**体温(T)36.3 ℃,呼吸频率(R)18 次/min,脉搏(P)78 次/min,血压(BP)136/80 mmHg。

神志清楚,发育良好,精神不振,双肺呼吸音清,双肺未闻及干湿啰音,心律平齐,心率78 次/min,腹部平软,无压痛、反跳痛和肌紧张,肝脾未及,肠鸣音正常,移动性浊音阴性,双下肢无水肿。双侧膝关节肿胀畸形。

X线检查:可见双侧膝关节间隙狭窄,软骨下骨质硬化,囊性病变,关节边缘骨质增生

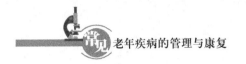

形成。

▲任务：①针对上述资料，为该名老年患者拟订照护策略。

②为该名老年患者及其家属拟订具体的健康指导方案。

▲**任务描述：**

骨关节炎(OA)，也称为退行性骨关节病、增生性关节炎，是由于关节软骨完整性受到破坏及关节边缘软骨下骨板病变，导致关节出现相应症状和体征的一组异质性疾病。骨关节炎的发病与年龄有明显关系，成人 20 岁以后，可出现骨关节病变，随年龄增长病变逐渐加重，但 80% 的骨关节病发生在 55～65 岁，一般女性多于男性，肥胖者的发病率较高。大多数患者预后良好，少数者出现严重关节畸形和功能障碍。因此，要做好对患骨关节炎老年人的照护工作，需要了解发病因素，掌握临床表现，熟悉治疗方案和预后转归，要能够为该病患者拟定合理的照护方案，并能够进行预防该疾病的健康教育等。

▲**任务实施：**

①将每 5 人视为一个小组，全班开展讨论。

②以小组为单位，对老年骨关节炎的管理与康复相关知识进行自学，并对案例内容进行讨论及分析。

③各小组派出代表，将各自的自学、讨论结果进行展示。

▲**任务总结：**

①教师对各小组讨论结果进行点评及分析。

②教师对任务描述中的相关内容进行总结。

 知识链接

老年骨关节炎又称为老年退行性骨关节病、增生性关节炎，是一种因关节软骨发生退行性病变，周围软骨增生、骨化而导致的慢性退行性关节疾病，多为原发性。此病好发于负重关节，如髋关节、膝关节、脊柱关节，也可见于肩关节和指间关节等。

一、发病原因

原发性骨关节炎是指随着年龄老化产生而不和其他疾病相关的关节病变，继发性骨关节炎则由损伤、炎症、遗传和代谢内分泌疾病(如糖尿病、肢端肥大症、甲状旁腺功能减退等)所引起，还可由先天性疾病(如股骨头无菌性坏死、骨骼发育不良)引起。由原发性疾病引起局部组织结构破坏(如痛风、风湿性关节炎、骨软骨炎等)导致原发性骨关节炎，一些机械因素(如肥胖、膝关节内外翻畸形、韧带松弛)引发继发性骨关节炎。

二、临床表现

原发性骨关节炎常在中年以后发病，发病率随年龄增加而上升，经 X 线检查患本病者人数众多，然而有临床症状者只是其中一小部分，一般起病缓慢，无全身症状。受累关节一般为负重关节和活动频繁的关节，主要症状是关节疼痛，常于晨间发作，稍微活动后疼痛反而减轻,但如活动过多,会因关节摩擦增多而病痛加重;另一症状是受累关节活动不灵便,长时间保持一定体位后感觉关节僵硬,要经过一段时间活动才感到自如。气候变化常促使症状发生。数个关节可同时受累,但不像类风湿性关节炎有全身性对称性关节炎。检查受累关节可有轻度肿胀,有压痛、热感,但不红。活动关节时有摩擦音或咔嚓音,关节局部可触及骨赘,病情发展严重时,关节活动可受限,但一般在允许的活动范围内,关节活动并不引起疼痛,可有肌肉萎缩和关节畸形。

最常累及的关节是膝关节、髋关节、指尖关节、拇指掌指关节、颈椎和腰椎。

膝关节发病率最高,早期主要症状是活动时疼痛,上下楼时尤甚。关节在静止一段时间后出现僵直感。可有关节腔积液,关节被动屈曲可有弹响或骨擦音。病情逐渐发展可出现关节骨缘增大,疼痛加重,走路和站立时均出现疼痛,晚期可出现膝内翻畸形。

髋关节受累时,患者疼痛、跛行,晨起后髋关节可出现晨僵,持续时间不超过 15 min,活动后缓解。严重者可出现髋关节畸形,导致功能障碍,上楼甚至从矮凳上坐起也困难。

脊柱受累时,可出现脊髓、神经根受刺激或压迫症状。

肩关节受累时出现肩关节疼痛,起床或活动时间过长后疼痛加重,病情严重时夜间可出现明显疼痛,并有局部压痛、关节积液。

手指关节受累时,远端指间关节骨肥大,在末端指骨底部背侧或外侧出现结节,质地硬似瘤体,称为希伯登结节。出现于近端指间关节的称为布夏尔结节。结节一般不痛,但有时可突发肿瘤,历时数周。拇指掌指关节受累时,拇指桡侧底部呈方形外观。其他掌指关节很少受累。

三、治疗原则

无特效药物能中止本病的进展,综合性的治疗目的在于减轻疼痛,保护关节功能。治疗方面首先应让患者对本病有所认识,了解如何保护关节,避免使关节过度负重,肥胖者要减肥,纠正不正确的姿势。在病情稳定期进行适当的锻炼以延缓关节的退行性变化。在有疼痛症状时应予受累关节以充分的休息和应用药物等治疗,药物治疗可用阿司匹林、吲哚美辛及其他非甾体类抗炎药等。物理治疗(如红外线、超声波、蜡疗、离子导入等)可减轻炎性水肿,促进血液循环,减轻肌肉痉挛和缓解疼痛。有神经根压迫者,可适当选用颈椎或腰椎牵引。关节腔内有多量积液时,可穿刺排液,穿刺后加压包扎和制动。症状严重、疼痛不能缓解或活动受限、明显关节畸形或跛行者,可行手术治疗,包括游离体摘除、骨赘切除、关节面修整、关节融合术、关节成形术和人工髋关节置换术等。

中医的推拿疗法对减轻本病症状有显著效果。中药活血止痛有时亦有良效。

四、照护措施

(一)生活管理

1. 环境管理

保持室内适宜的温度,保持居室温暖,避免寒冷和潮湿。

2. 饮食管理

饮食宜富含维生素、蛋白质,营养丰富,保证钙质摄入,糖分和盐分不宜过多。

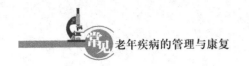

3. 休息管理

适当休息,不要过于劳累,可进行适当的锻炼,以增强机体抗病能力。疼痛剧烈时,需卧床休息,但也不宜长期卧床,应从实际情况出发,在可以活动时,尽量下床活动或在床上活动。如活动确有困难,可进行被动活动,但不要勉强。老年骨关节病患者的病变关节,不可静止不动,也不可过度活动,关键在于适度。

(二)医学护理

1. 病情监测

对于已患病老年人,要观察关节症状,如关节肿胀情况、疼痛部位、活动度、有无畸形、晨僵的程度,以判断病情及拟订治疗方案。

2. 对症护理

大量临床实践证明,寒冷虽然不是老年骨关节病的直接病因,但寒冷无疑可以诱发或加重疼痛症状;而局部温热常可缓解或消除症状。所以,保持居室和病变局部的温暖是十分必要的。红外线、超声波和其他温热疗法,一般对缓解症状有益处,可在家适当地选择运用。关节疼痛时可按医嘱使用一般止痛药,减轻和消除患者痛苦。

3. 用药护理

根据医嘱给予药物治疗,并注意观察药效和不良反应。应用非甾体类抗炎药,可与食物同服,以减轻胃肠道刺激。注意肝功能和消化道反应症状,有活动性溃疡病、肝肾功能不全者应慎用。

4. 并发症的预防和护理

(1)防止压疮:协助患者定时翻身,适当使用气垫等抗压力器材,预防压疮。

(2)预防便秘:保证足够的液体摄入量,多食用富含纤维素的食物,适当活动,必要时给予缓泻剂。

(3)防止受伤:加强保护措施,尤其是患者活动初期应有人陪伴,防止受伤。

5. 适度锻炼

老年骨关节病与经常性关节磨损有着密切关系。疼痛症状的出现是由软骨下细微的骨折、滑膜炎、骨髓静脉压升高、关节囊变厚、骨赘、关节的半脱位或畸形所引起。所以,平时应当注意避免关节的剧烈活动和过度负重,任何方式的运动与锻炼都应以不加重病变关节的负担为原则。颈椎病变,应注意避免长久低头和点头;腰椎骨关节病,应避免弯腰后的腰部旋转动作;指关节病变,要避免手指过度用力;下肢各关节病变,要避免跑步与久立。平时不大进行体育锻炼或运动量不大的老人,不要突然加大运动量,尤其要避免强行或被动地进行超关节活动限度的屈曲、旋转动作,以避免或减轻关节面的反复损伤,保护病变关节。当有明显关节疼痛症状出现时,应使该关节处于休息状态,使症状缓解。可进行一般轻微活动和静止性肌力训练,以保护关节稳定。

(三)心理疏导

老年骨关节炎是一种退行性的骨关节病,虽然目前尚未有根治的方法,但该病并不影响老年人的寿命,且治疗方法甚多,大多数患者经治疗后症状可缓解,关节功能改善。应向患者说明病情,消除其对疾病的顾虑,树立乐观的情绪,这对于提高患者对病痛的耐受力,提高

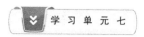

患者的生活质量是非常重要的。

（四）健康教育

1. 疾病知识教育

大多数骨关节炎患者的预后良好，产生严重关节畸形和导致功能障碍者仅为少数，因此，应向患者和家属讲解引起和加重骨关节炎的相关因素，使其了解疾病的性质、病程和治疗方案。指导患者保持乐观情绪，规律生活，选择合适的锻炼方式，提高机体抵抗力。避免感染、寒冷、潮湿、过劳等各种诱因，注意保暖。

2. 指导老年人预防疾病

强调休息和治疗性锻炼的重要性，养成良好的生活方式和习惯，在疾病缓解期每天有计划地进行锻炼，增强机体的抗病能力，保护关节功能，延缓功能损害的过程。

3. 指导患者进行自我病情监测

指导患者用药方法和注意事项，用药期间应严密观察药物疗效和不良反应，定期检测血常规、尿常规，以及肝肾功能等，一旦发现有严重的不良反应，应立即停药并及时处理。

五、预防及康复

（一）减轻体重

体重超重的中老年人，宜平衡饮食，适当增加水果和蔬菜的摄入量，坚持体育锻炼，以达到控制体重的目的。因为肥胖的老年人下肢多承重，关节长时间超负荷，易加速关节的退化进程。

（二）注意保暖，防止过度劳累

天冷加衣，冬天可选用羽绒服、羽绒裤，既保暖又轻便，特别是关节部位要保护好。由于年老体弱，患者可以选择一些力所能及的工作和家务劳动，适当的工作和家务劳动，对老年人身心、关节均有利，但过度则易疲劳，易出现腰酸背疼并加速关节的老化。以某一种姿势一直从事一项活动，无论它是重体力还是轻体力活动，都应该在持续半小时后改变一下姿势，哪怕是每次改变数秒钟也可以。

（三）热疗

热疗可以缓解关节疼痛，可以促进血液循环。可用热水袋或热毛巾敷关节，要注意防烫伤；还可以理疗，如用红外线或超声波疗法，澡盆泡浴或每晚睡前用热水泡脚等。这些方法均能起到一定的促进血液循环的作用。

（四）体育锻炼

运动可以增强肌力，稳定关节，有利于改善关节软骨的营养状况。可每天做 100 次直腿抬高运动 2～3 遍，还可以进行股四头肌等长收缩运动。此外，还可以选择其他缓和方式进行锻炼，如做操、慢跑等。任何一项锻炼都应在愉快轻松的氛围下进行，这样才能更好地发挥作用。

（五）保护关节防止扭伤

任何一次损伤都可加速关节的退化进程。所以，无论是工作还是运动，都要随时保护好

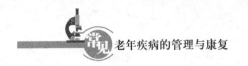

关节,动作幅度不要过大,以免损伤关节。应防止做任何抗力性运动,包括膝盖的抗力伸直运动,以免加重症状。一旦有扭伤,要卧床休息,必要时用石膏托固定,以促进恢复。

予单元三　颈椎病的管理与康复

 案例导入

▲**患者**:女性,67 岁。

▲**现病史**:2 年前颈部扭伤后出现颈部疼痛伴左上肢麻木、疼痛,转动颈部时症状加重。左上肢乏力,伴有头晕、耳鸣、恶心,视物模糊。1 周前再次扭伤颈部后症状加重,疼痛、麻木加重,伴有头晕,站立不稳。

▲**既往史**:体格健壮,否认药物过敏史。

▲**主诉**:颈部疼痛伴左上肢麻木、疼痛 2 年,加重 1 周。

▲**体格检查**:体温(T)36.6 ℃,呼吸频率(R)19 次/min,脉搏(P)77 次/min,血压(BP) 131/84 mmHg。

神志清楚,发育良好,精神不振,双肺呼吸音清,双肺未闻及干湿啰音,心律平齐,心率 77 次/min,腹部平软,无压痛、反跳痛和肌紧张,肝脾未及,肠鸣音正常,移动性浊音阴性,双下肢无水肿。上肢牵拉试验阳性,压头试验阳性。

X 线检查:颈椎生理前凸消失,C5~6 椎间隙变窄,椎体前后缘骨质增生,关节突关节增生和椎间孔狭窄。

▲**任务**:①针对上述资料,为该名老年患者拟订照护策略。

②为该名老年患者及其家属拟订具体的健康指导方案。

▲**任务描述**:

颈椎病指颈部椎间盘退行性改变和继发性椎间关节退行性改变所致脊髓、神经和血管损害的相关症状和体征。颈椎病是 50 岁以上人群的常见病,男性居多,好发部位依次为 C5~6,C4~5,C6~7。其症状轻重不一,严重者可发展到下肢瘫痪,所以,这是必须重视的一种老年性疾病。因此,要做好对患颈椎病老人的照护工作,需要了解发病因素,掌握临床表现,熟悉治疗方案和预后转归,能够为该病患者制订合理的照护方案,并能够开展预防该疾病的健康教育等。

▲**任务实施**:

①将每 5 人视为一个小组,全班开展讨论。

②以小组为单位,对老年颈椎病的管理与康复相关知识进行自学,并对案例内容进行讨论及分析。

③各小组派出代表,将各自的自学、讨论结果进行展示。

▲**任务总结**:

①教师对各小组讨论结果进行点评及分析。

②教师对任务描述中的相关内容进行总结。

知识链接

颈椎病是一种缓慢进展的退行性颈椎病变。由颈段脊柱椎间增生、肥大，引起头颈部、四肢、胸背部和内脏的症候群，统称为颈椎病。

一、发病原因

（一）损伤

颈椎是人体活动范围最大的部位，受伤的机会较多，青少年时期的颈椎外伤，是导致中老年时期颈椎病发病的重要原因。急性损伤可使受损的颈椎和椎间盘伤情加重，进而诱发颈椎病。

（二）颈部的慢性劳损

与职业有关。长期从事修理、办公室工作、IT、驾驶员等需要低头的工作就容易引起颈部的肌肉、韧带与关节的劳损。使用不适当的枕头，或颈部姿势不良，使颈椎生理曲度改变，也会导致颈椎病的发生。

（三）颈椎的退行性病变

40 岁以上的中老年患者，颈椎间盘、椎体、椎间小关节的退行性改变，是颈椎病发生和发展的最基本原因。椎间盘退变可使椎间隙狭窄，关节囊、韧带松弛，脊柱活动时稳定性下降，进而引起椎体、关节突关节、前后纵韧带、黄韧带及项韧带等变性、增生和钙化，从而形成颈段脊柱不稳定的恶性循环，最后发生脊髓、神经、血管受到刺激或压迫的现象。

（四）颈椎先天性椎管狭窄

这是指在胚胎或发育过程中椎弓根过短，使椎管小于正常大小（14～16 mm）。在此情况下，即使颈椎退行性变化较轻，也可出现压迫症状而发病。

二、临床表现

颈椎病临床症状表现多种多样，按病变的部位、范围和受压组织不同，可把颈椎病分为以下四种类型。

（一）神经根型颈椎病

颈椎病中神经根型发病率最高，越占 50％～60％。该型颈椎病是由于颈椎间盘侧后方突出，关节突关节增生、肥大，刺激和压迫神经根所致。起病缓慢，开始多为颈部背痛，以后疼痛逐渐加重，表现为弥漫性疼痛、钝痛、灼痛，并向上肢放射，影响工作和睡眠，放射范围根据受压神经根部位不同而表现不同。皮肤可有麻木、感觉异常。部分患者有头晕、头痛、耳鸣、上肢肌力下降、手指不能伸屈、握力减退、持物易坠等病症。当头部、上肢姿势不当或突然牵拉撞击时，即可产生剧烈的闪电样锐痛。

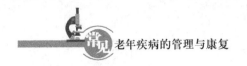

(二)脊髓型颈椎病

本病约占颈椎病的 10％～15％。由于下颈段椎管相对狭小,且活动度大,退行性病变亦发生较早、较重。此时颈部疼痛不明显,而四肢乏力、双侧下肢麻木、僵硬发抖。重者卧床不起,并发头晕眼花、吞咽困难。以四肢乏力、行走困难、持物不稳为最先出现的症状,随着病情加重发生自下而上的运动神经瘫痪,大小便失禁。

(三)椎动脉型颈椎病

由于颈椎横突孔增生狭窄,上关节突明显增生肥大,直接刺激和压迫椎动脉从而出现眩晕、头痛、视觉障碍、突然摔倒,昏倒后当体位、头颈部位置改变后,即可清醒地站起来。如果椎动脉供血不足,可反复发作,伴有耳鸣、耳聋、视力模糊、肢体麻木、感觉异常、持物坠地。

(四)交感神经型颈椎病

此型颈椎病常可见到交感神经兴奋症状与抑制症状不同出现。交感神经兴奋时出现头痛或偏头痛、头晕,特别在转动头部时加重,并伴有恶心、呕吐、视物模糊,甚至心前区疼痛、血压升高、出汗、听力下降等。交感神经抑制时出现头昏、眼花、流泪、鼻塞、心动过缓、血压下降和胃肠胀气等症状。

颈椎病除了上述四种类型外,也可以两种或多种类型同时出现,有人称之为混合型。但在颈椎病患者中,还是以一种类型的症状出现较多,混合型颈椎病较为少见。

三、治疗原则

80％～85％的颈椎病患者均可用非手术治疗法治愈。比较有效的方法大都是综合性疗法,需要手术治疗的仅为少数。常用的综合治疗法有以下几种。

(一)颈部制动支持疗法(颈托)

该疗法主要用于限制颈椎过度活动,而患者行动不受影响。目前有两种方法:一种是充气型颈托,除固定颈部外,还可有一定撑开牵引作用。另一种是使用两层厚纸板剪成高领的样式,外包绒毛或毛巾加以固定,限制颈部活动。一般来讲,固定 1～2 个月即可使症状改善或基本消失。

(二)颈牵引疗法

应根据患者体质状况决定牵引的重量,一般体重为 60 kg 左右的患者,用 2～6 kg 的重量即可。重症开始时应轻些,以后逐渐加重,最多不能采用超过 8 kg。因为重量过大,引起疼痛,特别是对老年高血压患者行牵引治疗时,要避免压迫颈部,否则可导致血压升高、气闷等症状出现。使用牵引时必须让牵引者能忍受。开始时牵引时间一般一次不超过 30 min,以后逐渐延长,最长不超过 1 h,每天牵引 1～2 次。总之,要根据患者症状需要决定,一般地,牵引 50 天左右即可改善症状,甚至令症状消失。

(三)按摩

轻柔按摩可以改善局部血液循环,调节神经功能,消除肌肉痉挛,达到止痛、活血的功效。但是,颈部按摩必须在 X 线照片对照下,准确地采用轻柔手法按摩,以免增加意外损伤。

(四)物理疗法

物理疗法通常简称为理疗。理疗的目的在于消退炎症性水肿和松弛肌肉,急性期多用冷疗止痛,24～48 h后多采用热疗,如短波透热、微波疗法、红外线、蜡疗等。还可选用直流电离子导入法、超声波疗法等。理疗能起到解除痉挛、消除肿痛、改善血液循环、止痛的作用。每天治疗1次,以1个月为1个疗程。理疗之后,连续进行轻柔按摩或牵引,效果比较理想。

(五)穴位封闭

可用醋酸可的松混悬液进行痛点穴位封闭,止痛效果很好。

(六)药物治疗

可应用吲哚美辛、舒筋活血片等。

(七)运动疗法

运动疗法是提高和巩固效果的重要手段,要有针对性地适时地训练患者的颈部、肩部、肢体肌力和关节活动度等。应用徒手或器械进行抗阻力训练,如肩胛回缩训练、颈部屈伸旋转肌力训练等。关节活动度训练主要是做颈肩保健操,如双手叉腰,进行点头、仰头、头部环形活动,双手交叉抱于枕头后部,双侧肩胛回缩放松练习和肩臂各向摆动、环绕练习。还可应用划船器、功率车进行耐力和协调能力训练。

(八)手术疗法

从治疗效果看,联合采用综合治疗法常可得到理想的效果。但对需要手术治疗的少数病例,应严格选择适应证。对老年人来说,在迫不得已的情况下才进行手术治疗。因老年患者手术有一定的危险性,必须特别慎重。根据手术途径不同,可分为前路手术、前外侧手术和后路手术三种。

四、照护措施

(一)生活照护

1. 环境管理

保证生活环境安全和舒适。

2. 饮食管理

增加营养丰富且易于消化的食物。

3. 休息

急性期患者应绝对卧硬板床休息,病情缓解后,可适当活动。

(二)医学护理

1. 病情监测

观察患者的营养状况,躯体活动功能,避免出现肺部感染、褥疮等并发症。

2. 对症护理

颈部疼痛、头部疼痛剧烈者可给予非甾体类消炎药止痛对症治疗。肢体麻木、疼痛可给予针灸、按摩、理疗等辅助治疗。

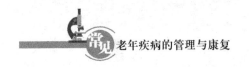

3. 并发症监测

严重颈椎病患者可能导致长期卧床,要注意观察生命体征,注意肺部、皮肤情况,预防肺部感染、褥疮发生。

(三)心理疏导

要评估患者和家属对该病的认识,心理状态,有无焦虑和焦虑的原因,家庭和社会对患者的支持程度等。及时疏导患者的焦虑心理,帮助其进行正确的功能训练,促其积极配合治疗。

(四)健康教育

1. 疾病知识教育

向患者和家属讲解引起和加重颈椎病的相关因素,使其了解疾病的性质、病程和治疗方案。指导患者保持乐观情绪,规律生活,选择合适的锻炼方式,及时预防治疗。

2. 指导老年人预防疾病

指导老年人选择高低适当的枕头,保证颈部和脊柱正常的生理弯曲,避免颈部长期悬空、屈曲和仰伸。①经常变换体位。平常保持正确的姿势,在工作、学习和日常生活中,保持颈部平直,定时改变姿势,劳逸结合,避免颈部长期屈曲或仰伸。②加强功能锻炼。进行颈部和上肢活动或体操锻炼,以使颈部和肩颈部肌肉放松,改善局部血液循环。

3. 指导患者进行自我病情监测

叮嘱患者按时服用各种药物,学会自我监测药物不良反应。应用激素治疗的患者定期检查,以早期发现可能出现的不良反应。

五、预防及康复

颈椎病是一种老年性退行性病变。本病的发生、发展与不良的生活习惯有一定的联系,在生活中应注意以下几点。

(1)老年人在日常生活中要加强自我保健,参加各项体育运动时注意安全,避免损伤;防止颈椎超限度活动,一旦发生损伤应尽早治疗。

(2)注意颈部保暖,防止受凉。

(3)及时治疗落枕及颈部不适;保持正确的工作体位,应注意避免长时间地固定于一种姿势,如低头伏案工作和仰头看电视等,长期低头工作 1 h 左右就适当地活动头颈部,使颈部肌肉和韧带得到适当休息。

(4)老年人睡觉应用硬板床、低枕头,一般枕头以 10 cm 的高度为适宜,以中间低、两头高的元宝形为佳,也可选择平枕。

(5)应每天坚持做颈部轻柔活动 2~3 次,每次 5~10 min,如头颈部前屈、后仰、左右旋转、头部顺向或逆向转动。长期坚持锻炼,有利于颈肩部肌肉张弛有度和改善血液循环。